救急車とリハビリテーション3

長崎発

地域包括ケアとリハビリテーション

これからの地域医療のかたち

栗原正紀［著］

へるす出版

目　次

プロローグ

◆救急医療に従事する脳神経外科の医師として

一九九〇年、私は長崎市内では老舗といわれていた救急病院（社会福祉法人十善会　十善会病院）の脳神経外科部長として着任、その後現場の看護師たちと共に、決して断らない脳神経外科救急の実現を目標に頑張ってきました。そして、救命後に決して寝たきりにしない医療を目指してチームメンバーの脳神経外科看護師に理学療法士を加え、「救急病院のリハビリテーション」を積極的に展開してきたのです。

そのようななか、救急の仲間たち（医師・看護師・救急隊員・理学療法士等）と共に長崎のより良い救急医療を目指した救急現場のネットワークとして「長崎実地救急医療連絡会」を立ち上げ（一九九二年）、救急隊員の教育や市民公開講座、そして救急搬送データバンクの構築などを行ってきました。当時は、長崎大学病院に、救命救急センターも救急医学講座もない環境だったのです。

また、救急搬送データバンクから脳卒中患者の追跡調査を行いました。その結果は惨たんたるもので、杖を使ってでも歩いて帰れた六五歳未満の脳卒中患者の約四〇％近くが三年後には寝たきりになっていたのです。とてもショックでした。その主な原因が、階段・坂道で外出ができないことにあったのです。それでいろいろな人に相談しました。その結果、長崎大学工学部や市内の建築士会の方々、市役所職員、医療スタッフ、そして一般市民などを交えて、長崎の斜面住宅地での生活の課題を少しでも解決しようと一九九七年に「長崎斜面研究会」を立ち上げ、種々の活動を行ってきました。

◆地域リハビリテーションという考え方との出会い

しかし、何よりも当時の私や仲間たちにとって大きな出来事（大げさな言い方をすれば、人生にとっての big event）は、浜村明徳先生（現、医療法人小倉リハビリテーション病院名誉院長）に出会ったことです。救命後の脳卒中患者や頭部外傷患者のリハビリテーションを引き受け、私たちをバックアップしてくれました。そして、リハビリテーションの重要性を教えてくれました。さらに、私にとってもっとも大きかったことは、《地域リハビリテーション》がどのようなものか、意味するところ、その重要性、そしてそのマインドを伝授していただいたことです。そして、多くの方々との出会いを作っていただきました。

つくづく思いますが、いまにつながるきっかけは、間違いなく、浜村先生に地域リハビリテーションの世界を教えてもらい、そして石川　誠先生（現、輝生会会長）に出会うきっかけを作っていただいたことにほかなりません。

この出会いや教えは、ちょうど私が悩みのドッボにはまっていた時期でした。それは、命が助かっても重度障害が残ったり、植物状態になった患者さんに対して、少しでもよくしようとする看護師の姿を目の当たりにし、反面、自分が何もできない無力な存在であることを思い知らされて、身の置き所がなく、耐えられなくなっていたころでした。そして、もしかして「最初から助けるべきではなかったのではないか」など、脳神経外科救急に迷いが生じていた時期でもありました。

そんなときに、「どのような障害があっても、年老いても、住み慣れた所でその人らしく、皆と共に暮らせるようにリハビリテーションの観点から支援する」という地域リハビリテーションの理念に出会ったのです。

「どんなに重度障害があっても、助かった命は皆で大事にしよう」と言われているような気持ちでした（そうだ、救急で頑張った結果、たとえ重度障害が残ったとしても、皆で助かった命を一日でも大事にするような地域になったら、何も悩むことはない！）。とそのとき、思ったのです。要するに、そのような地域をつくっていけばいいと真剣に考えるようになりました。そして、とても救われた気持ちになったことを、いまでも忘れません。

地域リハビリテーションの理念との出会いは、私にとってその後の医師としての運命を大きく変える出来事でした。迷いから抜け出し、救急医療に従事する脳神経外科の医師として、長崎の救急システムの構築や街づくりまで視野を広げていきました。

冒頭で「救急病院のリハビリテーション」を目指していると書きましたが、あえて「急性期リハビリテーション」と表現しなかったのは、当時、発症から一カ月くらいしてから始めるリハビリテーションを急性期リハビリテーションと言う人たちがいたからです。私たちが密かに（この「密かに」とは、学会などで発表したことはないという意味です）実行していた救急病院のリハビリテーションは、集中治療室から開始するリハビリテーションで、とても早期から始めるものだったのです。いまではこの救急病院のリハビリテーションが急性期リハビリテーションとして一般的になったように感じます。

◆リハビリテーション医療に従事する脳神経外科の医師として

その後私は、脳神経外科医としてのメスを置き、二〇〇一年六月に縁あって高知県の近森リハビリテーション病院の院長として着任して五年間、救急医療を支える回復期リハビリテーション病棟のあり方を新たな仲間たちと共に模索・追求していきました。

二〇〇六年六月末、私は正式に近森リハビリテーション病院院長を辞し、長崎に戻り、社団法人是真会の理事長に就任しました。長崎に近森リハビリテーション病院のような回復期に特化したリハビリテーション専門病院を建てて、地域リハビリテーション活動の拠点を作りたいという夢が現実化することになったのです。このために、長崎に戻ってから、開設準備室を立ち上げ、二〇〇八年二月に長崎リハビリテーション病院を誕生させることができました。

お恥ずかしい話ですが、いま思えば、病院建築に際しては「金（資金）がなければ、ないなりに、知恵が浮かび、失うものはないのだから恥も外聞もなく、何でもできる！」と開き直っていたのだと思います。

何せ、夢の実現に向かってのことですから必死です。

「長崎の地に、近森リハビリテーション病院のようなリハビリテーション専門病院を建てる」という、通常では、かなうことはないような夢が、チャンスが（あたかも開くはずのない扉が、突然、目の前でパーンと開いたように）舞い込み、そして、仲間が集まり、試行錯誤しながら、夢の実現に向かって必死で努力してきました。そして、その過程で、新たな出会いがあり、多くの方々の応援やご指導をいただき、ここまで来ることができました。

◆私と『救急車とリハビリテーション』

ところで、私のこれまでを語るうえで欠かすことのできない『救急車とリハビリテーション』という二冊の書籍の誕生物語を紹介したいと思います。

一九九九年に私たちが〝白本〟と称している最初の『救急車とリハビリテーション』、次いで二〇〇八年に〝緑本〟と称する『続・救急車とリハビリテーション』を出版することができました（ともに荘道社）。〝救急車とリハビリテーション〟という突拍子もないようなタイトルの名付け親は、この本を書くことを薦め、監修していただいた大田仁史先生（現、茨城県健康プラザ管理者）です。

〝白本〟には、長崎で脳神経外科医として救急医療に従事したころに多くのことを学ばせていただいた患者さんのことや種々の仲間たちとの活動を紹介させていただきました。

そしてその一〇年後に出版した『続・救急車とリハビリテーション』は、脳神経外科医としてのメスを置き、石川　誠先生の紹介で、近森リハビリテーション病院に着任してから五年間（二〇〇一年六月から二〇〇六年六月末まで）、救急医療を支える回復期リハビリテーション病棟のあり方を新たな仲間たちと共に模索・追求してきた事柄を整理したものです。

実は、この〝緑本〟は、前作の〝白本〟とは異なった制作理由がありました。それは、ある切実な事情でした。

この〝緑本〟は異例の速さで書き上げ、ちょうど長崎リハビリテーション病院が完成し、お披露目に合わせて出版したのです。お恥ずかしいことですが、いま思っても、冷や冷やものでした。

たぶん、病院オープンの約半年前だったと思います。開設準備室の事務方トップの磯本豊志君が私のところに来ました。「来年一月に予定している病院のお披露目の出席者にお渡しする、お土産をどうしたものかと思いまして」とのこと。どうしてそんなことをいまさら相談するのだろうと思っていると、いわく、

「来賓が錚々たる方々なので、恥ずかしくないもの、つまり中途半端ではない、ちゃんとしたものを持って帰ってほしいと考えたのですが、どうしても、それに見合うだけの先立つ予算が足りません。それで相談ですが」

「?」一拍おいて彼は思い切った調子で、

「本当に忙しい状況で無理な相談だと思うのですが、ぜひ、本を書いてもらいたいのです。それを持って帰ってもらえたら、何よりもいい手土産になると思うのです。唯一無二ですから」と言うのです(心の中では、こんなくそ忙しいときに本など書けるはずがない! と思ったのです)。

しかし、聞いていて、徐々に「確かに、一番いいお土産になるなー!」とその気になってきました。

ところが一方で、以前の〝白本〟の経験を考えると、「はたして間に合うように仕上げることができるだろうか? いや、まず無理だ。後半年もないのに、できるわけない。白本のときは一年以上かかったじゃないか!」と思いながらも、彼があまりにも切実そうな顔つきでこちらを見つめるため、ついつられて、

「わかった。しかし、いまからだとかなり厳しいと思うが、一応、相談してみる」と言って白本の出版社である荘道社の編集者・稲葉岬子女史に電話しました。

すると、「いま原稿があれば何とか間に合いますが、これからだと、とても無理です。暮れ・正月がありますから、印刷所も一二月はほとんど動かないのですよ。だから結局三カ月で出来上がらないといけなくなるわけです」と、申し訳なさそうに言ってくれました。「もっともなことだ。ましてや、原稿がない状況なのだから」である。しかし、考えていると磯本君の顔が浮かんできて、〝背に腹は代えられない事情〟が頭の中で「何とかしろ！」とささやき出すのです。

そこで、「各章を書き上げるごとに送るから編集してもらえないだろうか？」「迷惑をかけるが、ダメもとを前提に協力してもらえないだろうか」とすがったのです。

すると、「何とか頑張ってみましょう！」ということで、その後、とにかく必死で書きました。そしてできあがった一章ずつの原稿をメールで送ったのです。いま思ってもあまりにも、強引なお願いでした。でも、できるものです。

ぎりぎりセーフ！　できあがって届いたのが、お披露目の二日前でした。表紙の図案を新しくする時間がないために、白本と同じデザインを使い、バックの色を緑にするということになり、〝緑本〟ができあがったのです。

お披露目には多くの大先輩、恩師に参加していただきました。そしてできあがったばかりで、湯気が出そうな〝緑本〟と、特別に焼いていただいたカステラを記念品としてお持ち帰りいただきました。稲葉女史には本当にお世話になりました。

実は、『救急車とリハビリテーション』第三弾となる本書の執筆に際して、個人的には病院を開設して一〇年を総括する意味で頑張ろうと思ってもいましたが、やはり一〇周年を機に、何より記念誌として書くようにと助言してきたのは、一〇年前の緑本のときと同じように、磯本君でした。

この本には、それまでの白本や緑本と異なり、要所要所に、病院建築や運営に際しての秘話（内緒話）を書き留めておくことにしました。少しでも参考になればとの思いです。

病院開設から一〇年が経過して、すべてを見直す必要がある時期に来たと思っています。それは、これからの五年、一〇年後に立ち向かって行けるような強靭な素地固めのためには非常に大切なことと考えているからです。

「組織というものは完成したと思ったときから壊れ始める」という非常に印象深い先輩の教えが私にはありました。このことを言われたときには、単に「へえー！」という感想しかありませんでした。ほとんど、そのことが記憶から消えつつあったころに、近森リハビリテーション病院の院長となり、組織について意識的に考えるようになり、医療界以外の本も読んだりしました。そんななかで、組織の存在・繁栄に関して次のようなことも教わりました。いわく、

「組織というものは、立ち上げのときは意外と易く、長期にわたって存続することにこそ、重要かつ大変なエネルギーが必要なのだ。ゆえに、組織のリーダーは、置かれている環境変化に対して適時・適切に情報を集約・分析し、対処できるように心がけておくこと。そして何事にも好奇心を忘れず、人とのかかわりを大切にしながら常に組織の進化に心血を注ごうとする努力を忘れてはならない」。この教えは、とても身に浸みて響き、以来、先の教えとともに、大切な教訓として私の記憶に刻まれています。

◆開設一〇周年を迎え、新たな本を

やっと一〇年。でも、考えようによってはたった一〇年です。どんなに頑張っても、薄っぺらな歴史です。しかし、逆に言えば、薄っぺらだからこそ、開設当初からの人間もまだ勤務しているし、苦労したことなども記憶に残っている。だから、いましっかりとこの一〇年間を最初から紐解き、総括しながら書き残すことによって、地固め・足固めを目指し、結果、強固な一〇年の歴史として、次につなぐことが大切だと思い至ったのです。

本書の内容は、近森リハビリテーション病院の院長を辞し、長崎の地に近森と同じようなリハビリテーション専門病院を立ち上げるために、多くの新たな仲間が参画し、動き始めたころから、病院新築、開院そしてその後の一〇年間を整理した記録です。

一七年前、近森に赴任するとき、福岡にある博愛会グループ会長で、現在、当法人の外部理事になっていただいている那須良昭氏から「夢をもて、そして忘れるな！　必ず、かなうときがくることを信じろ！」と強く励まされました。

「開かないはずの扉が開く！」ことがある。本当にそう思います。

あえて、このようなことを記すのは、いま、若い世代の方々に夢をもってほしいからです。確かに、団塊の世代の方々が過ごしてきたころのように、「明日は今日よりよくなる時代」ではないかもしれません。それでも人には夢が大切です。仲間がいて、互いに大切に思い、そして共に抱いた夢の実現に向かって頑張る、そのことがもしも、少しでもほかの方々の役に立ったり、喜んでいただけるものであったら、とても素敵な人生が待っているような気がします。

自分を大切にし、家族を大切にし、そして仲間と共に互いを支え合う地域を目指し、地域リハビリテーションの実現に向かってほしいものです。

どのような障害があっても、その人らしく、皆のなかで存在感をもち、「出番や役割」があれば、素敵な日々を過ごしていけるのではないかと思っています。

最後に、ここまでくるに際して応援・ご指導いただいた、社会医療法人近森会の近森正幸理事長から賜った多大な御恩は簡単には返すことのできないものと深く、深く感謝しております。おそらく、近森理事長の応援がなかったら長崎リハビリテーション病院は立ち上がっていなかっただろうし、立ち上がっても失速していただろうと思います。また、本書の執筆・編集に際しては月刊誌『地域リハビリテーション』(三輪書店) 編集委員長としての経験・学びがとても参考になりました。そして多くの諸先輩、仲間、さらには今回快く出版に賛同してくださったへるす出版の佐藤　枢社長、編集作業にご尽力いただいた菅原文宏氏にも感謝申し上げます。

第1章

こんな病院にしたい！

思いを形にするために、
いろいろなアイデアが展開された

建てたいのはこんな病院じゃない！

後悔したくない

「相談がある！　会って話したい」

ある日、長崎にいる長崎リハビリテーション病院開設準備室メンバーで事務方の中心人物である磯本豊志君（ハウステンボスの神近義邦氏時代（創設期）の最後の営業本部長だった）に悲壮な声で電話連絡をしたことを昨日のように覚えています。私は彼に会ってすぐに、

「設計を変えたい。このままでは後悔しそうだ。何とかならないか？」

と切り出したのです。

あのときの気分は、本当に葛藤で目の前が真っ暗でした。一週間以上悩みに悩んだ末の一大決心だったのです。

テーブルを挟んで聞いていた彼は、

「わかりました。大切なことですから、思いどおりにしたほうがいいです。後はこちらで調整します」

と、一言でした（彼は長崎大学水産学部の出身で学生時代はラグビーをやっていたとのことで、見るからにがっちりした体格で、しかも坊主頭。当時私もすでに髪を短く切っていましたので、

二人が顔を突き合わせて、真剣な顔をしてこそこそ話をしている光景は、思い出すだに、やくざの出入りの相談を思わせたのではないでしょうか？　実はその後も二人して夜の街を歩くと何となく人がよけて通るのでこちらとしては不本意でしたが、できるだけスマイルで通すことにしたものです）。

それからというもの、霧が晴れたように、物事は急転回していくのです。

実は、病院の設計は当初、建築を担当する大手ゼネコンの某建築会社の設計部門に依頼していました。議論が始まったのは、まだ私が高知にいたときでした。何回も設計士の方々が高知に通ってくれました。

彼らはまず近森リハビリテーション病院を見学し、そしてわれわれと面談し、きめ細かく内部の構造等について議論を重ねてくれ、こちらの言うとおりのことを図面に落としてくれました。しかし、彼らと議論すればするほど、そしてできあがっていく図面を見れば見るほど、だんだん暗い気分になり、不安が募ってきたのです。ワクワク感などまったく起こってきません。

というのも、あるときから、設計図から見えてきた病院建屋が、何となくどこかで見たことのあるような風景としてイメージされ、どこで見たのだろうか？　と思い悩んでいたのです。そして気づいたのです。それは当時勤務していた近森リハビリテーション病院の病棟であり、それを単に図面という平面に落としただけといっても過言ではないものだったのです。気づいてみてとても驚きでした。自分の潜在意識のなかに「病棟とは、近森リハビリテーション病院の病棟のことだ」と刷り込まれていたのです。

無理もない話で、一般的に病棟の構造は、四人床か二人床、または個室の病室であり、一床当たりの広さや廊下の幅、食堂のあり方などが規定されており、そのほか、トイレ、風呂そしてナースステーションなどが要素として存在するのです。だから、決まった広さの病棟平面図の中に病床数に合わせた間仕切りを行い、そのほかの要素を入れ込んでいくと、ほとんどどこも似てくるのです。

考えてみたら、病院を建てることなど初めての経験で、どうしても、イメージがそのころ勤務している病院から脱することができなかったのです。設計側はこちらの言うことをしっかりと受け止め、まじめに図面に落とそうとするので、当然の帰結だったのでしょう。新しい自分たちの病院を建てようとするのに、設計図を見ても、ワクワク感が出てこないし、逆にとても息苦しくなってきたことを覚えています。

「このままでいいのか?」「前に進めていいのか?」「後悔しないのか?」「莫大な金をかけるんだぞ!」「本当に後悔しないのか?」

何度も何度も、頭の中を〝後悔〟という言葉がグルグル回って、自問自答を繰り返しました。とても落ち着かない気持ちで、しばらく睡眠不足でした。とにかく眠れないのです。

それまでに結構な時間を費やし、設計士の方も高知に何回も通ってくれたのです。長崎にいる開設準備室のメンバーは、設計図ができあがるのを楽しみに待っている状況でした。そんななかで、後戻りすることはとんでもなく大きな迷惑となることは明白です。時間を浪費してしまうことになるということは、とてもつらいジレンマでした。時が過ぎていくに従い、不安は募っていく一方です。

そんな眠れない夜を何日か過ごした結果、「やっぱりこのままでは後悔するに違いない。人生で後悔だけはしない生き方をしたいといつも念じてきたのだから、決断するしかない！」と腹をくくったのです。そして思ったのです。

「とにかく、頭を下げて、頼みまくる。それしかない！」

一大決心をして、「設計を変えたい」と磯本君に伝えたのです。

●新たな建築家との出会い

とても大変なことだったと思います。建築会社からすれば、単なる〝迷惑〟のレベルではなく、設計・施工・建築・管理など、すべての状況がひっくり返るのです。設計を完全に分離してしまうことは、頭だけがすげ変わるようなものだと思うのです。建築会社は、設計との綿密な話し合い、コミュニケーションがとても大切になり、時間や神経を使わざるを得なくなるわけです。建築会社との間で了解を取り、設計・施工・建築・管理のシステムを再構築する必要があるため、その調整には多大な苦労を伴うことになるのです。

では、実際に設計はどうしたのか、というと、私は初台リハビリテーション病院の石川 誠先生に、

「病院の設計を、初台リハビリテーション病院の設計をした岡田新一設計事務所にお願いしようと思うのですが、紹介してもらえませんか」

と相談したのです。そして、早々に手配していただき、東京の某ホテルのラウンジで岡田新一設計事務所の柳瀬寛夫社長をご紹介いただきました。

柳瀬さんはまず、「どんな病院を、なぜ建てるのか？」と、いままでの経緯を含め、じっくり質問してこられました。私は、いまの設計のことはさておき、長崎で脳神経外科医として救急医療に従事したこと、長崎斜面研究会などの地域活動を通して、生活・地域のあり方の大切さを学んだこと、そして患者さんの障害にしっかりと向き合う医者でありたいと願い、リハビリテーションの世界に飛び込んだこと、また、本当に縁もゆかりもなかった土佐の高知で、石川先生に誘われるままに、近森リハビリテーション病院の院長となり、いろいろな経験をしたが、何よりも、高知の人は近森のようなリハビリテーション専門病院に入院できるなど、とても幸せだとつくづく思ったこと、そして、長崎の地に近森のようなリハビリテーション専門病院を造れたらどんなにいいだろうとほのかな夢を見ていたときに、突然話が舞い込み、その夢がかなうところまできたことなどなど、それまでの経緯を何やら必死で語ったように思います。そして、彼はその要所要所をメモにし、何を大切にしたいのかまで聞いてこられたのです。つまり、「理念は何なのだ」と。

何やら根本的に建築会社の設計担当とはアプローチが違うのです。それで、必死になって話をした記憶があります。「よくぞ、聞いてくれました！」という感じでした。私は、それまで抱いていた夢、ここまでに至った経緯、そして、病院建設予定地の周辺地域のことなどを必死で語ったような気がします。柳瀬さんは休むことなく質問して、メモを取っていました。

そのとき話した病院のコンセプトの概略は、以下の五つです。

①病院らしくない病院であること
②とても歴史がある場所のため、地域の風景を壊さないこと

③リハビリテーションは生活の再建の場であること
④地域社会に開かれた病院であること
⑤目指す病院はあくまでもリハビリテーションの拠点であり、地域リハビリテーション活動を目指していくこと

いま思えば、一言、「設計をしてください」と頼めばいいものを、「ご多忙とは思いますが、ぜひ、できるだけ早めに長崎に来ていただいて、開設準備室のメンバーと会って話をしてください。その後で、設計をお願いするかどうかをわれわれも決めますし、そちらも受けるかどうかを決めてください」と、何となく変なお願いの仕方をしてしまったのです。それは、心の片隅に、またぞろ変な設計をされても困るし（病院の設計は初台リハビリテーション病院の経験しかないと聞いていました）、予算の問題もあるし、慎重にならざるを得なかったのです。いろいろな悩みを抱えていたのです。

そして、柳瀬さんに、長崎に来て、現場を見て、開設準備室のメンバーとも話をしていただくことになりました。

やっぱり彼に設計を頼もう！

「とても素晴らしい場所ですね！」
長崎での初会合での、柳瀬さんの第一声でした。何となくうれしくなって、

「まあ、街中ですからね。歴史もとても古い土地柄ですよ」

自慢で、おそらくドヤ顔だったと思います。

「こんなところにリハビリテーションの専門病院なんて、いままでの感覚ではあり得ないでしょう。普通はもったいない場所だと思われがちです。何せ、バブルのときには土地の価格が坪単価三〇〇万円くらいしたようです」

言いながら「本当に高価な建物になるなあ」と自分の中でも、つくづく実感しました。開設準備室のメンバーも、「ウン、ウン」とうなずいていました。というのも、いまでも近隣にある貸し駐車場は月二万五〇〇〇円ということを知っていたからです。

彼は作ってきたパワーポイントで、この地がいかにすばらしいかを示しだしたのです。それを見たスタッフは「ポカーン」でした。そこに示されたものは、近隣の地図の上に周辺の街並みや素敵な店の写真が貼り付けられ、まさに生活感溢れる病院の周辺の地域のありようが示されていたのです（図1－1、2）。いわく、

「中島川にはあまりに多い石橋がかかっている（病院前の通りに通じる橋は「袋橋」。その一つ上の橋が、上から数えて一〇番目の有名な観光スポットになっている「眼鏡橋」です）ので、『なぜかな？』と思っていましたら、あれは皆、お寺に通じている橋なのですね！　だからこの通りに面した所は、それぞれのお寺の門前町になっているのですね」

という調子です。皆、またまた「ポカーン」です。そして、感心して「そうなんだ！」と、初めて聞いた街の成り立ちに改めて感動し、「とにかくこの地域に拠点を作るぞ！」という気持ちでいっぱいになりました。彼いわく、

「理事長があまりにも、〝地域を大切にする〟と強く訴えられたので調べてみました。そしたら、本当に由緒ある土地柄だったので感激しました」

彼は長崎に早く着き、周りの風景などを写真に撮っていろんな情報を集めていたのです。つまり、どんなところで病院を建てるのかをしっかりと調べてくれていたわけです。

「すぐ近くにあるアルコア中通りの商店街がまた、とっても古びていて情緒があり、意外と人通りが多いんですよ。いいですね！　本当に、昔ながらの街並みがある」

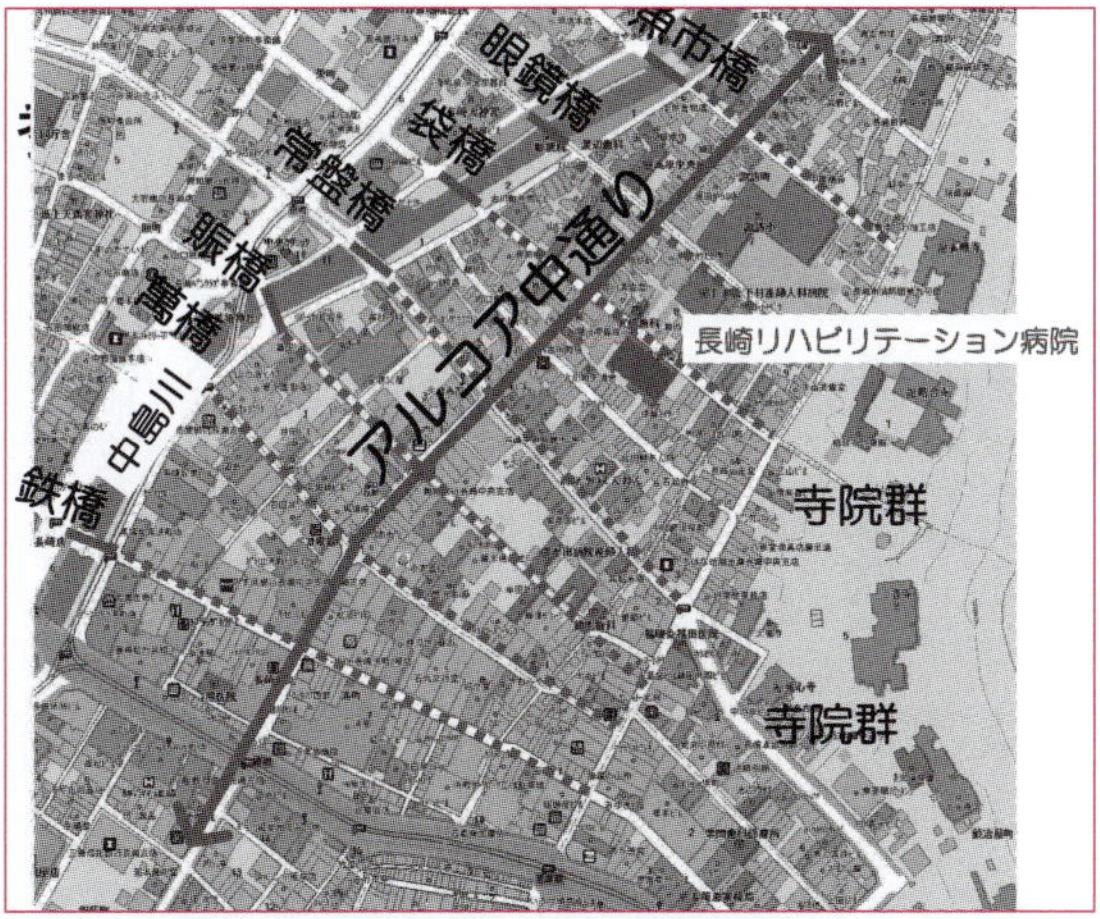

図1-1　柳瀬さんが提示した病院周辺の地図

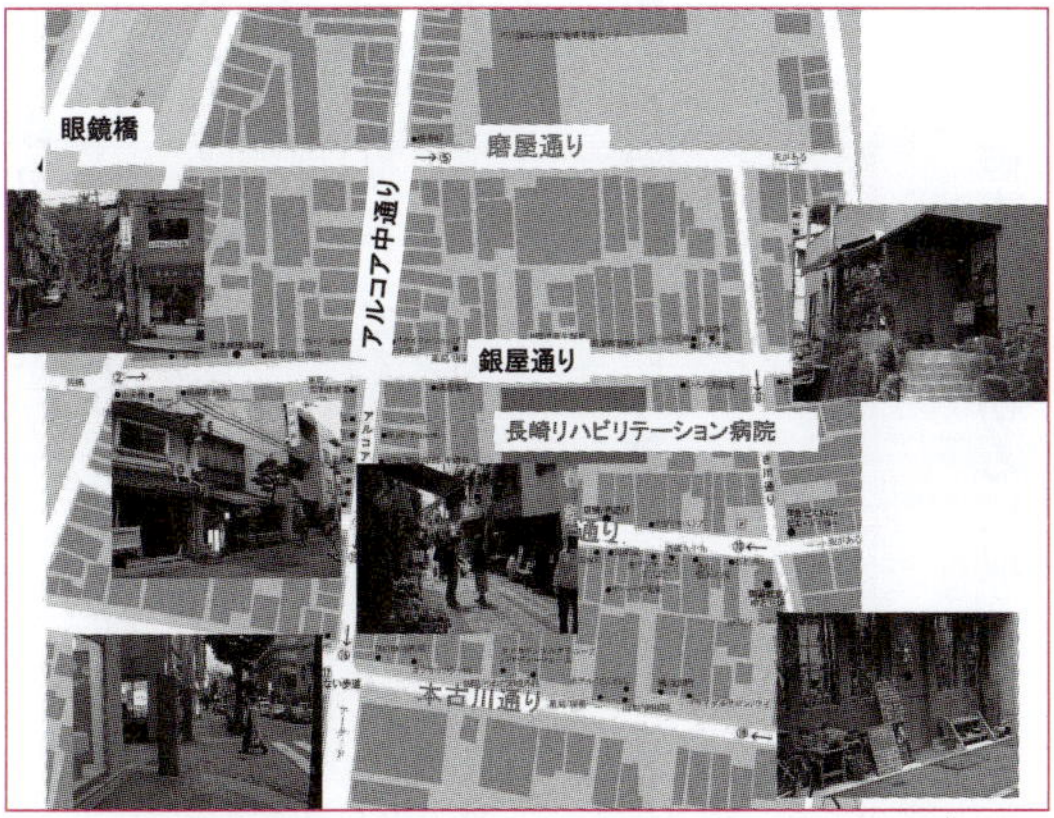

図1-2　街並みの写真付きの地図

と、とてもこの街並みに〝惚れた〟と言わんばかりの口ぶりでした。

「この人には『地域を大切にする』という僕らの思いが、すんなりと理解されている。何でこんなに建築会社の設計担当と違うのだろう！　建物に対するスタンスが根本的に違う」。柳瀬さんは、まず、われわれの想いに共感しようとする姿勢に溢れていました。いろんな細かいことをこちらが言わなくても、「こうしたらどうでしょう？」と提案してくれます。われわれの話を聞いた彼の中に、明らかにわれわれの病院が浮かび上がってきていることがわかるのです。それに、何となく、まるで芸術家的な雰囲気が漂っている！

開設準備室メンバーは、「柳瀬さんにぜひ設計を頼みたい！」という意見で一致しました。

●われわれが思う病院のコンセプト

契約、そしてその後の建築会社との話し合いなどは、磯本君が仕切る段取りとなっていました。そこで、病院建築に際してわれわれが柳瀬さんに正式に提示した主なコンセプトは次のようなものでした。

①われわれの病院は、地域生活へ向かう医療の場であり、建屋も地域に開かれた〝病院らしくない病院〟であってほしい

従来、「入院」とは「社会生活から隔絶した特別の世界で、安静が前提で治療をする」ことが共通認識とされていました。だから、患者・家族は「入院したら、寝間着に着替え、横になって安静にする」ことに違和感を感じなくなっているのです。しかし、それでは寝たきりになってしまいます。ことにリハビリテーション病院は、全身管理の下で、「障害の改善」に努め、「生活を再建」して、地域生活に向かう場です。しかし、いままでの病院の概念では、〝生活に向かう〟という意識がなかなかもてず、患者さんは病人であり続け、一日中ベッドで過ごしかねないので、ついには、寝たきりになってしまうのです。したがって、いかに生活を意識するような環境を提示するかが重要と考えたわけです。

よくありがちなのが、急性期病院の中に併設されている回復期リハビリテーション病棟の環境です。急性期病棟で専門的治療を受け、峠を越えたので、リハビリテーション病棟に移ったとします。しかし、その環境は急性期と同じで、看護師も医師も白衣を着て、患者は一日中寝間着を着ているという状況では、単に病棟を変わっただけになり、生活に向かうというメッセージはどこにもありません。そしてある日、退院となる。とてもギャップが大き過ぎるのです。

回復期リハビリテーション病棟では、寝間着は朝、着替え、寝るときだけにする。スタッフは全員白衣を廃止する。〝いかに生活感を出すか〟がもっとも重要だと考えていたのです。

②病院が地域の景観や雰囲気を壊さない

歴史ある地域に、突然四角いビルがドカーンと出現することによって、周りを威圧して、風景を完全に壊してしまうことを恐れたのです。地域のありようや歴史に敬意を払うべきという思いからです。

③リハビリテーション専門病院として明確な病院の機能を発信することを目指したい

急性期病院との連携を大切にして、入院患者はほとんど紹介で運営していく。救急室もいらないし、本当は欲しいけれどＭＲＩを導入するよりは、ほかのことに金を使うことにする。建屋からもしっかり回復期が表現できるようにしたい、と伝えました。

建築の専門家を職員に

ある日のこと、開設準備室にある私の部屋に、法人本部長に就任した磯本君が入ってきて、

「相談があります」

と、いつになく真剣な顔で言ってきたのです。私は、また何か問題でも起こったのかと、何となく暗い気持ちでいたら、

「建築関係の人間を一人職員として雇いたい」

というのでした。

収益がほとんどない状況というのはわかっているはずなのに、人件費も安くはないだろうに、と思いながら、

「何でだ？　うちの職員としてか？　よっぽどのことだろうな！」

と詰問調で尋ねたら、いわく、

「設計会社・建築ゼネコン、その下のサブコンと、病院建築にいろんな会社がかかわるようになっ

ている現状を考えたときに、どの会社も利益優先のみで進められると、この限られた資金では、とんでもなく安っぽいものができるのではと心配でならないのです。それで、ちゃんとしたものを建てるには、その道に精通して信頼できる人間のアドバイスがあれば、安心して見ていられます。無駄を省き、求める建屋が立つためなら、専門家を雇っても最終的には経費削減にもつながるはずです」と言うのです。

こんな発想はまったく私にはなく、設計や建築の専門家にこちらの要求だけを言って、任せっぱなしにするしかないと思っていたのです。なるほどと思い、私は即座に、

「人材さえいれば、それはいいことだ！　ぜひ、何とかしたいものだな！」

と賛成しました。

ただ、内心、「ゼネコンなどの会社はいやがるだろうなあ」と思いました。種々つてをたどった結果、適切な人材として、大手建設会社を定年になったばかりのT氏（通称、ジーさん）が、太鼓判で推薦され、着任されました。そこで建築関係者（設計も）には、彼の経歴（長年、大手の建築会社に勤務し、主にビルなどの建設現場で管理職として従事してきたとのこと）などは内密にして、開設準備室メンバーの一員として従事してもらうことにしました。

その仕事ぶりや、毎週行われる建築会議（ゼネコンやサブコンの現場監督者および設計担当者と開設準備室メンバーが参加）で、ゼネコン側から提出される工程表・要望書・確認書などの多くの資料を前に、ジーさんは、事前に開設準備室内で打ち合わせしたこちらのさらなる要望や修正案を集約したものを提示して、交渉するのですが、問題と思われる箇所を的確に指摘するなど、当然ながら素人（ことに医療人）ではこうはいかないと思うことが多々ありました。ときに

は開設準備室内で、「ここはコスト高になるので、こうしてはどうか？」といった提案がなされたりもしました。われわれと建築関係者との間に立って調整役も演じてくれました。

このジーさんの存在は、われわれにとって非常に心強いものでした。当然ですよね。そのほかのメンバーは事務方と医療人で、設計以外は誰も建築に関して理解できる者はいないので、ジーさん抜きではコストを含めて、ただ、向こうの言うがまま信じるしかないという無力な状態での交渉が求められるわけですから。

ジーさんには、病院開設後も約五年間在籍していただき、病院建屋の保守管理などに従事していただきました。彼の仕事ぶりは、やはりその道の職人、非常に緻密なものでした。建築にかかわるすべての書類が、交渉内容も含めファイル化され、誰が見ても理解できるようにして残されています。一方で、飲み会や麻雀のときに見せる、建設現場従事者さながらの豪快さは、さすが現場男と誰もが認めざるを得ないものでした。よく飲み、大きな声でよくしゃべり、笑う。麻雀ではよく三味線を弾いたりと、皆を楽しませる技をもっている人で、私を含め若い職員はずいぶんと叱咤激励されたものです。地元・北九州で、大好きなゴルフを楽しみながらいつまでもお元気で過ごされることを祈っています。

●ジーさんの実績

ジーさんの実績の一端を紹介しておきます。それは〝水と電気〟に関することでした。

水問題

病院の運営に際して、「一日何トンの水を使うか（トイレなどの排水や風呂、そして調理場や一般の飲料水など）」は、水道料金が高い長崎市では運営経費としてはばかにならない重要な課題です（もちろん、これは病院に限られたことではないのですが）。そこで、近森リハビリテーション病院をはじめ数カ所の病院のデータを入手し、一日の利用水（飲料水・それ以外の水：風呂やトイレなどに必要な水など）と排水量について、そして年間必要な水道料金の概算を出していただいたのです。かなりの金額でした。それでジーさんから出された対策案が、〝井戸水〟の利用でした。

つまり、こうです。井戸を掘り、井戸水をよりきれいにするために特殊な透過膜を用いたフィルターを設置して、ポンプで汲み上げる。その水をトイレや風呂などに利用できるようにしたときのコスト（井戸堀や設備投資にかかるコスト）と水道水を用いたときのコスト差を明確にして、運営上の経費削減策として提案してくれたのです。

そこで、井戸を掘ったら、わずか一二〇メートルでとてもきれいな真水の地下水脈に当たり、念のためにフィルターを通してあるので飲料水としてもとても良質の水が確保できました。一般に、長崎の平地で井戸を掘ると通常は塩水が出てくるといわれています。それは、長崎市の平地の多くが、江戸時代から港を埋め立ててできた土地だからです。ですから、もしも真水が出てきたら、その土地は埋立地ではなく、昔から存在した陸地で、歴史的な場所なのです。当院の土地も江戸の昔から寺町に接した街並みだったのです。

電気問題

電気関係にも課題がありました。あるときの開設準備室会議でのこと、ジーさんが出してきた提案の内容は次のような事柄でした。

「電気代は、日常の電気から、冬は暖房、夏はクーラーと大きなコストになっていきます。年間にすればばかにならない額です。そこで、電力会社とガス会社にいまの段階で交渉しようと思います」

というのです。そして彼は、電気とガスの混合で利用した場合と電気料金のみで運営した場合とでコストがどのように変化するかを比較した表を出してきたのです。そして、みんなにわかりやすく、電気とガスの適切な割合の算出によって年間経費がどうなるかを示してくれました。そして、それぞれの会社との交渉を進めていきました。このことによって、運営経費の削減のさらなる対策が打たれたのです。このように、病院運営時のコストパフォーマンスまでも、しっかりと視野に入れて、建築の段階から種々の提案をしてくれました。

●ジーさんが求めた、苦渋の選択

開設準備室会議のこと、ジーさんはわれわれ医療スタッフを目の前にして、

「すべての要望を完全に入れ込んでゼネコンと交渉を進めていますが、困ったことに、なかなか折り合いがつきません。建築総額が予定額を超えてしまっています。このままでは、しっかりし

た建屋を保証することは無理です」

と言いました。さらに、真剣なまなざしで、

「何か、大きな計画を変更して、抜本的に費用を削減する必要があります。何かを削ることです」と言うのです。真剣勝負でした。最終的には、私が自ら決断する必要がありました。黙って悩んでいると、彼は私のほうを向いて、

「人工呼吸器用のコンプレッサーのパイピングや酸素の配管をやめられませんか。これがものすごく高くつくのです。これを削ることができたら、ほかはそのまま計画どおり盛り込むことができ、大きな変更は必要ありません。パントリーもできますし、二階の訓練室にも大きめのガラスを使い、明るくすることもできます。屋上にも植栽を行い、緑化を進めることもできるのです」

と、決断を迫ってきたのです。とても、悩みどころでした。

予算の関係から、すでにMRIの導入は諦めていました。

脳血管障害患者を中心に展開しようと考えているなかで、割り切った結果です。「回復期でMRIが必須か?」という課題に、真っ向からぶつかったのです。中心市街地にあるので、「周りの多くの急性期病院が長崎リハビリテーション病院のためにMRIを設置してくれている!」と考えていこうと決めたのです。必要に応じてMRI検査を依頼すればいいという開き直りでした。

ところが、このコンプレッサーのパイピングなどの問題は病院建屋そのものから、その機能をより回復期に絞っていくという、つまり、今後は急性期機能を担うことがますます困難になるだろうという、将来の可能性を狭くしかねない選択を突きつけられたのです。まさに後戻りできな

い悩みでした。将来、何らかの医療情勢の変化で急性期機能をもつかもしれないという可能性を、いまの段階でほぼ完全に否定していいのかという問題です。

しかし、少なくとも急性期病院は市内に多すぎるくらい存在している状況を鑑みたとき、ここは腹のくくりどころだと決心しました。そして「この病院は、将来的にも、回復期から地域リハビリテーションへの拠点をなす視点で頑張っていく」という決断を下したのです。

「わかった。上位頸髄損傷などの患者の持続的な人工呼吸器管理はできないが、症例はごく少ないので、パイピングは諦めよう!」

と言い渡したのですが、この決断は、いうなれば、急性期医療からの決別ともいえるものでした。

バリアフリー法がバリアに

病院建築に際して困ったのは、いわゆるバリアフリー法(高齢者、障害者等の移動等の円滑化の促進に関する法律)でした。というのは、階段の踊り場に視覚障害者誘導用点字(点状)ブロックを設置することが、この法律で求められていたからです。

当院に入院するのは、多くが脳卒中片麻痺の患者さんです。もちろんそのほとんどに歩行障害

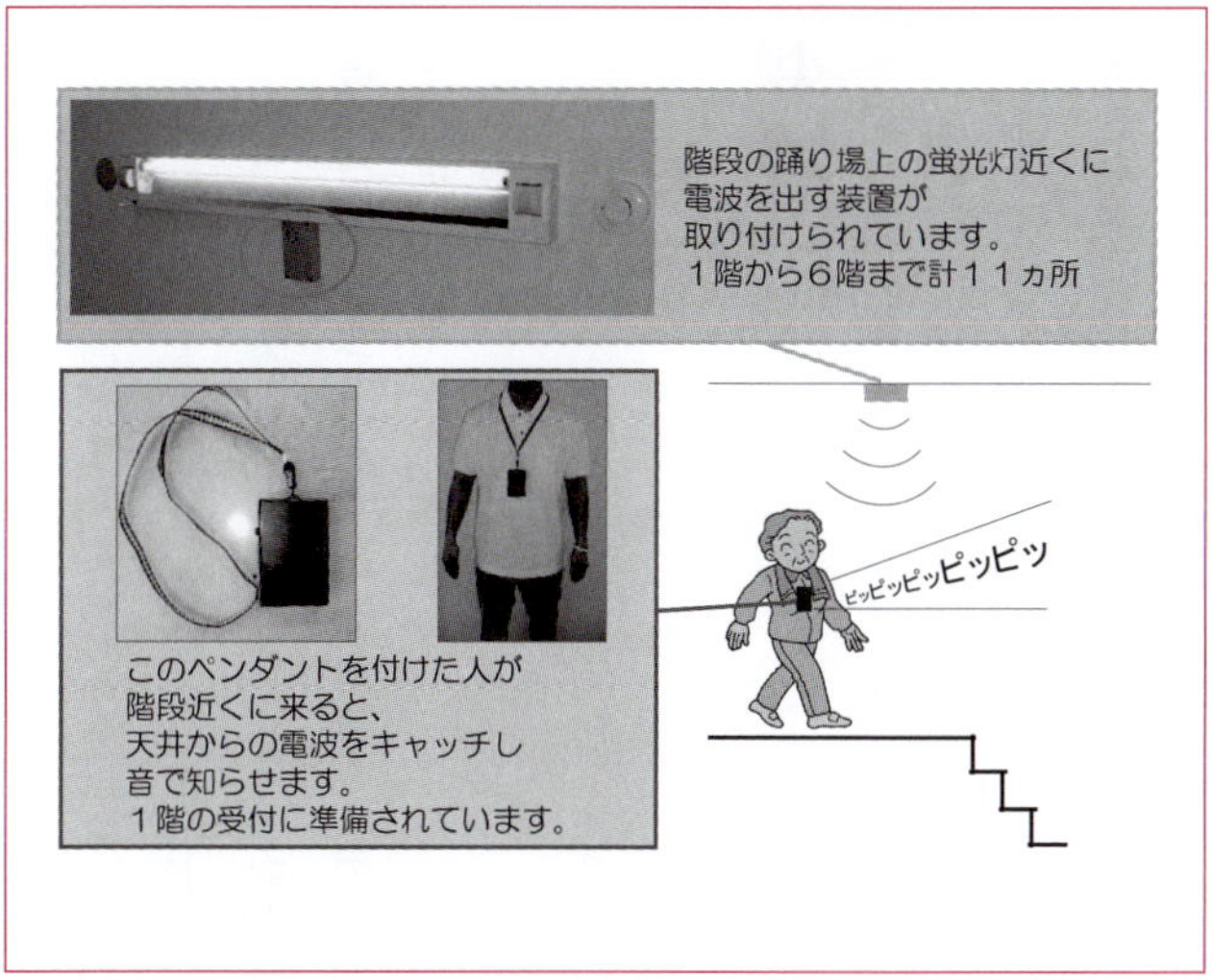

図1-3　視覚障害者用階段警告システム

があります。何とか自力で歩けるようになると、次の課題は階段昇降です。実際の階段で練習します。ところが、その階段の踊り場に点字ブロックがあると、麻痺足が点字ブロックにつまずき、転倒・転落する可能性を否定できないと思ったのです。とても困りました。そこで率直に、長崎市建築課に相談をもちかけました。すると、国土交通省まで問い合わせをしてくれましたが、何ともすっきりした返事がきませんでした。

そこで、点字ブロックを設置しないで視覚障害者を誘導できる方法について、友人の長崎大学工学部の石松隆和教授（NPO法人長崎斜面研究会の発足当初からのメンバー）を交えて話し合いました。そこで出てきた案が、視覚障害者用階段警報システム（図1－3）です。それは、視覚障害者が踊り場に来たときに、そこが危険だということを知らせる装置（発信機）を踊り場の天井に設置して、ＰＨＳ様の受信機を視覚障害者に持ってもらうというものです。踊り場に受信機を持った人が来たら、振動か、音で知らせるわけです。さらに、建築認定を取るために、もう一つ、踊り場から階段に至る手すりに連続性をもたせ、かつ「階段の始まりと終わりを示す」ために、手すりに点字で表示するようにしたのです。

これらをセットとして、長崎市の担当者とのたび重なる話し合いを経て、メインの階段には点字ブロックは設置しないということで了解を取りつけることができました（もちろん職員用の裏階段には設置しています）。非常にアイデア商品だと思いますが、幸か不幸か、一度も使ったことはありません。

給食事情

まだ私が医者になったばかりのころ、先輩から、「病院の飯がうまいという人は、認知症か、よっぽど腹が減ってるかだ」と聞いていました。しかし、現在は違います。超高齢社会を迎え、とくに疾病の治療やリハビリテーションにとっては、高齢者の栄養状態はとても重要なことと認識されるようになりました。つまり、栄養が悪いと抵抗力も低下して病気を治す力も衰えてしまうし、リハビリテーションをやっても、筋肉が付かないので消耗するだけになってしまうのです。

その意味では何よりも「食べよう！」「食べたい！」と思える食事を提供することが大切と考えたのです。だから、「病院食をうまいという人は、認知症だ」は過去のものです。そこで食に関しては特別にこだわりました。

●こだわりその１：病棟パントリー

設計の段階で、各病棟にパントリーを造りました。厨房で料理をしたものをこのパントリーで盛り付けをして、温かいものを食べていただくためと、食欲をそそるような、おいしそうな匂いがするように考えたのです。

●こだわりその２：給食委託会社への要望

病院開設に際して、主な給食委託会社に連絡をして、コンペに参加してもらうための説明会を開きました。そこで、こちらの条件を次のように提示したのです。

①原則、地産地消とする。
②魚などは冷凍を使わない。
③骨抜きは必要ない。
④米はおいしいものを使う（お茶碗についだときに、ご飯粒が立っているような）。

⑤嚥下食は、見た目においしいものを供するように、共に研究していく。究極の目標として、嚥下困難者にステーキを味わっていただくように努力をする。
⑥食材や人件費などはオープンにする（ただし、利益を絞るためではない）。
⑦その他

以上のことをこちらの要望として提示し、基本食をプレゼンテーションしてくれるように頼んだのです。結局、この説明会に来た六社のうち、プレゼンテーションの申し出があったのは二社でした。そこで、この二社にご飯と焼き魚を出していただき、自治会の方々も参加しての選考会を開催しました。一社の嚥下訓練食はすでにパッケージ化されていて、あまりにもパーフェクトでした。

結局、自治会長たちの評価および将来の発展性を考慮していまの会社（株式会社ＬＥＯＣ）を選びました。厳しい条件のなか、率直に議論できる関係を構築していただき、皆さん積極的で、ことに嚥下食などの工夫に関してはとても熱心に頑張ってくれています。いまでは月に一回の昼食にはビュッフェが催されますし、またほかの日（これも月に一回）には、素敵な調理師メニューが提供されます（調理師さんが得意な料理も作ってよい日を月に一回決め、出していただいています。まるでレストランや高級懐石料理といってもいいくらいの昼食が出ます）。このときだけは検食の競争率が高くなるほどです。なお、経費に関しては年間契約で人件費や物価に応じた金額の設定を交渉によって決めています。

コラム：管理栄養士への課題／答えは高級ステーキ！

当院の管理栄養士に「ステーキを、歯がない高齢者でも食べられるように！」という課題を出していました。彼らは、キウイフルーツやパイナップルなどの蛋白分解酵素を含むくだものの汁などに肉を漬けたり、あるいは一度ミンチにしてから、焼いてステーキのように感じられるように成形したり、調理師さんたちとも相談しながら、いろいろな工夫をしてくれました。そしてある日、試食会を開いてくれました。

結果はとてもよいものでした。ステーキの香り・味ともに評価に値するものでした。そこで、「とても、うまいし、柔らかいが、これは一〇〇グラムいくらの肉を使ったのかな?」と質問しました。すると、とっても驚きで、私の血圧が跳ね上がってしまいました。何と一〇〇グラム一二〇〇円の肉だったのです。残念ながら、病院で使えるような値段ではないことは明らかです。このようなときでも、社会性をもった提案をしてほしいものです。

医療機器などを日立から一括購入！　交渉窓口の一本化をお願い

ＭＲＩをどうするか

限られた予算のなかで、必死にもがけばいろんな知恵も出てくるものだと、いま思えばわれながら感心することに、高額医療機器の購入問題がありました。まず第一に、先に記しましたように、ＭＲＩをどうするかでした。脳神経外科医として、また、脳血管障害疾患患者を主な対象とするからには、導入するのが当然だと思いました。しかし、いろいろ悩んだ末に〝購入しない〟と決断しました。その理由は、

・あまりにも高額であり、維持するためにも高額な経費がかかる一方で、回復期リハビリテーション病棟は検査がマルメ（包括払い）のためにＭＲＩ検査の報酬が外来以外はゼロである（これは経営上も大きな負担です）。

・病院の場所が中心市街地にあるため、どうしても必要なときにはほかの急性期病院にＭＲＩ検査を依頼することができる。

ということで、ＣＴは導入し、ＭＲＩは自分の中で無駄として切り捨てることにしました。この決断は、結果的に自分の中の脳神経外科医としての部分をほぼ消してしまうことになりました（リハビリテーションの世界に入ったときから、すでに〝外科医〟は消えていましたが）。

そして、単なる医師としての興味・好奇心や、診療上の安心感を得るためにMRI検査をするのではなく、「CT検査と、しっかりした診察を行った結果、それでも必要な場合には他院にMRI検査を依頼する」という、適応をしっかりと考慮した診療を行うことにしたのです。これまでの発想を転換して、「われわれの病院のために急性期病院がMRIを置いてくれている」と考えることにしたのです。

「MRI導入せず」の判断は建築プロセスにも大きく影響することから（建屋が完成してから、追加して機器を搬入するのは困難であるため）、早い段階で私が決断していました。それでもやはり、CTやそのほかの検査機器などは購入する必要があります。当院の患者は基本的に回復期ですから、ちゃんとした画像ができるだけ短時間に得られるのであれば、東芝、GE（ゼネラル・エレクトリック）、日立など、どこの製品でもかまわないと思っていました。

日立との交渉

そんな折（新病院建築のための基礎ができあがったころでした）、株式会社日立製作所のS君が長崎に会いに来ました。彼と初めて会ったのはその一年前くらいで、日立博愛ヒューマンサポート（財団法人博愛会と日立が共同で有料老人ホームを運営）の日立側の代表として、福岡にある博愛会グループの那須良昭会長から紹介されていたのです。彼は長崎出身で、「近い将来、長崎でもしっかりした老人ホームなどを建築・運営できるようにしたい」ということなど、お互いの夢を語って意気投合していました。久しぶりでしたので、一緒に飯でも、ということになり、一献交わしたときのことです。

彼が何やら言いにくそうに、

「日立のエレベーターを入れてくれないか?」

と言うのです。というのは、長崎では、エレベーターは三菱の独占領域になっており、可能性は少ないだろうが、少しでも考えてくれないか、という態度でした。彼は、三菱の城下町ともいえる長崎に何としてでも日立の製品を入れたいという意気込みでした。彼の長崎への熱い想いも知っていましたし、よっぽどのことでないかぎり、つまり、メインテナンスが困難だったり、価格がとんでもなく高いということがないかぎりは、無論、三菱にこだわることはなかったので、

「わかった。構わない。設計やゼネコンにその意向を伝えるよ!」

と言いました。おそらく、ダメもとと思いながら口火を切った彼は、はじめきょとんとして、そして、やっと理解したかのように満面の笑みを浮かべました。

その後、私は、

「ただし、話はエレベーターだけでなく、株式会社日立メディコが持っているCT・X線単純撮影それに透視装置、エコーなどの医療機器、さらには、テレビ、ビデオ、電気関係すべてを、日立グループが持っているものを一括購入する。このため交渉の窓口を一本化してくれ」

と彼に求めたのです。

これには、さすがに彼も単純に喜んでばかりおられないというように顔が引き締まったのを覚えています(これは後から聞いた話ですが、このような商談は日立としても初めてのことだったらしく、窓口を一つにすることは容易ではなかったらしいのです)。しかし、そんなことはこっ

ちの問題ではないので、切り出した後から、突然浮かんだアイデアとしてはとてもいい案だと、一人悦に入っていました。

日立グループとしても初めての試みということで、この窓口一本化による商談に関しては、時間が必要でした。結果、日立側の担当窓口は日立メディコが行うことになり、日立製エレベーターを三基導入することを前提として、先の医療機器、電気製品など、日立がもつ製品でこちらが必要とするものはすべて一括購入という商談がまとまったのです。いまから思うと、当時の担当者には非常に苦労をかけました。ある品目は、日立製作所社長の決裁案件としてあげたということを後日談として聞きました。

交渉がすべて終了し、契約書を交わしたときに、私は日立メディコの部長に、

「お願いがあります。テレビの宣伝に使われている、日立グループのシンボルになっている《この樹、何の樹、気になる樹のモンキーポット》の写真のパネルをいただけませんか？ 病院の一階に飾ろうと思うのです」

と頼んでみました。部長は、

「相談してみます」

と、やや困惑したような顔をされていました（どうやら、聞くところによると、あれは門外不出になっているということでした）が、何とか私の願いをかなえてくださいました。

そのときにいただいたパネルは、いまでも病院の一階に飾ってあります。実は私は、テレビコマーシャルで見るあの樹がとっても好きだったのです。それに何となく、私のなかでは病院を栄えさせてくれる守り神的なイメージにつながっていたのです。

開院四カ月前に急遽、バンコクへ

●家具の製作・購入に動く

病院の外装が終わり、建屋の内装が進み、備品や什器などを選定する時期になったころのことです。磯本君が非常に困った顔をして部屋に入ってきました。手には、書類の束でした。いつもと違い、非常に深刻な顔をしているので、「どうした？」と聞くと、

「予算がまったく足りません」

と言いながら、持ってきた書類を出してきたのです。書類は、コクヨ等、主だった国内の家具会社から出された、椅子・テーブルなどの見積書でした。書かれている見積もり総額を見て、唖然！　総額八〇〇〇万円近くになっていました。「何と！　またか！」思わず、ボヤキ虫が出てきそうになるのを胸のうちに抑え込みました。しかし、それにしても、どうしてこんなに高いのか？　椅子一つとっても一万円近くします。

「ちなみに、どのくらい、値引きされているのか？」と確認すると、

「一割引き程度で、とくにヨーロッパ物はほとんど値引きなしです」

とのこと。病院備品のためだろうか？　日本製であれ、ヨーロッパ製であれ、医療関係だからか？　これでは、どうにもなりません。確かに、予想しなかった額でした。というのも、この家

具や什器などの金額を加えると、銀行から借り入れることのできた総予算額の上限をかなり超えてしまうことになるのです。

建屋はできても家具がそろっていなくては、もちろんオープンは不可能です。「それで、どうする？」と投げてみました。すると、磯本君は、

「長崎船舶装備株式会社（観光船などの内装家具を作っている会社）の営業顧問Hさんに、予算がまったく不足するので何とかならないかと相談したところ、「『いっそ、中国か東南アジアで作らせましょうか？』という提案がありました」と言うのです。

「中国は難しいな～」と思っていると、

「実は、中国以外の可能性を聞いたのですが、ちょうど、長崎船舶装備も今後のことを考えて、タイから家具を仕入れることができないかを探っている最中ということで、心当たりがあるというのです。日本で子ども用机などを販売している有名な会社がバンコクに子会社を出していて、そこで家具を作っており、社長は日本人だというのです。それで『いっそ、バンコクに行って話をしてみたらどうでしょう』と提案があったのです」

とのことでした。もう、時間的なことを考えて悩んでいるような状況ではないので、即、日程調整を指示しました。

そして、設計の柳瀬さん、磯本君、私、そして長崎船舶装備の担当者三名を加えた六人で急遽、バンコクまで行くことになりました。私はもちろん、初めてのバンコクでした。

バンコクへ

二〇〇七年一〇月二日、福岡国際空港日本時間一一時四五分発でバンコクのスワンナプーム国際空港にタイ時間で一五時に着きました。バンコクへの初出張は開院四カ月前の二〇〇七年一〇月二〜三日と、非常に差し迫った状況での強行軍になってしまいました（そのころの記録を見ると、一〇月三日の深夜便で帰国し、四日の朝には、ほぼ建屋ができあがった状態の病院に出勤しています）。

バンコクの空港に着くと、現地法人のコイズミサンギョウ・タイランドの日本人社長が自ら出迎えに来てくださり、ホテルにチェックイン後、早々にモデルルームに案内され、見学、そして打ち合わせを行いました。実は、事前に長崎船舶装備より製品イメージを連絡し、可能なものは試作品を作ってもらっていたのです。そして、翌日には朝早くから工場に出向き、視察とともに、注文したい製品について製作可能かどうかを含め具体的な打ち合わせを行いました。

こだわりの椅子

私がこだわったのは椅子でした。一般的に椅子は、安楽を基本として作ってあるので、後脚部分の高さを前脚部分より低くすることで、重心が後方になり、背もたれに体幹部が密着するようになっているのです。しかし、これでは、椅子から立ち上がるときに前方への重心移動がしにくく、脳卒中片麻痺の患者さんは立ち上がりにくい、と以前から感じていたのです。そこでお願いしたのは、

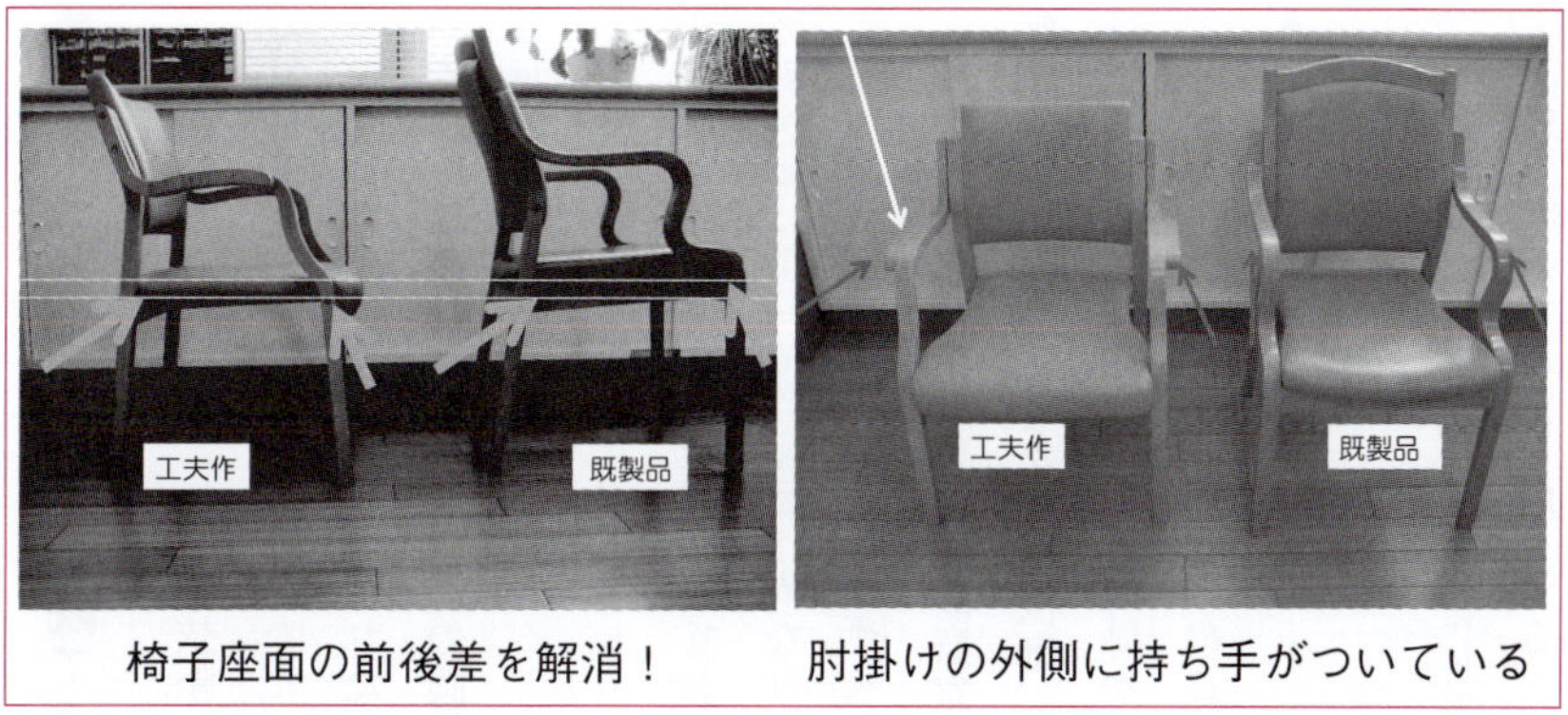

椅子座面の前後差を解消！
肘掛けの外側に持ち手がついている

図1-4　こだわりの椅子

・前脚部分と後脚部分の高さを同じにする
・肘掛けに外側から添え木をして、立ち上がるときに健側の手が掛かりやすいようにして、前方への重心移動を補助できるように工夫を加える

というわれわれ独自の工夫を入れることでした（図1－4）。

製品の色やデザインに関しては柳瀬さんと長崎船舶装備のデザイン部門が担当して、提案してくれました。

ほぼ全品こちらの希望するものができるということとなり、試作品のチェック方法と最終検品方法などについて交渉し、商談が終了しました。

製品の材質は、樹液が出なくなったゴムの木でやや重いですが、総額は日本での見積りに比べると「半値八掛け」といってもいいものでした。

●サミティヴェート病院でホスピタリティを学ぶ

商談終了後、事前に見学を依頼していたメディカルツーリズムで有名なサミティヴェート病院を訪問しました。案内していただいたのは病院のディレクターの松尾高人氏でした（彼はホテルマンだったときにスカウトされたとのことでしたが、実は近森リハビリテーション病院の理事長や管理部長とは以前から懇意の関係であることが後からわかりました。何かいろんな意味で、多方面から応援をいただいていることを実感しました）。

この病院はサミティヴェート・パブリック・カンパニー（民間の上場株式会社）というマネジメント会社によって経営されており、基本的に自由診療の病院です。このため、同じ病気の治療でも医師によって診療料は異なります。そのため、この病院を利用するのは、タイに住む裕福な華僑の人たちで、そのほかに欧米や日本人の富裕層を対象に診療を行っているとのことでした。

外来では、日本人専用の診察室があり（一日におよそ三〇〇人受診するとのこと）、日本人医師か日本語が堪能なタイ人医師、看護師、スタッフが診療にあたっていました。聞くところでは、入院病棟にも日本人看護師が勤務しており、どの国からの患者でも原則、言葉で困るようなことはないようにしているとのことでした。ちなみにアラブ人専用のリハビリテーション病棟があるとのことでした。

松尾氏に、

「ところでこの病院の人件費は何%くらいですか？」

と直球で聞いてみました。すると彼は即座に、

「約二〇%くらいでしょうか」

という返事を返してくれました。これは、脅威的な数値です。本当にたまげました。あまりの低さにそのからくりを知りたくなり、

「その内容を教えてください。どうしてそんなに低いのですか?」

と質問してみました。すると、

「医師の人件費は必要ないのですよ!」

といわれ、これまたビックリしました。

説明によると、タイでは通常、公的病院に勤務したり、大学の教授であったりする医師のなかから、マネジメント会社が優秀な医師を見つけて契約し、登録してもらっているとのことでした。このため、患者は登録された医師のなかから診療してもらいたい医師を指名し、医師は診療後に自ら決めた診療料を患者に直接請求しているそうで、その結果、医師は患者から支払われた診療料のうち、一定の割合を病院の利用代としてマネジメント会社に支払うシステムになっているらしいのです。

したがって、評判のよくない医師は容易に契約を打ち切られることになるらしいのです。また、多くの医師は欧米や日本の医師免許も持っているとのことでした。ただし、院長や副院長などはマネジメント会社の正社員であり、病院収入(マネジメント会社の収益)の基本は、医師からの利用料と患者からの入院料ということになるのだそうです。また、看護師の給料は、月三~四万円(大卒のサラリーマンと同じくらい)とのことでした。

院内の各所を案内していただきましたが、とても参考になったことがいくつかありました。一階の待合ラウンジは、とてもゆったりした環境のなかで植栽が施されていたり、天井の照明の光も柔らかく、色が異なる蛍光灯の色を交互にすることで、暖かみのある明かりを醸し出すような工夫がなされていました（柳瀬さんの解説です。このアイデアは長崎リハビリテーション病院の外来の蛍光灯に生かしています）。また別のコーナーでは、ピアノ演奏が行われていたり、ジュースなどが無料で配られていました。ただ、何よりも印象深かったのは、総合受付にホテルと同じように病院内コンシェルジュが配されていたことと、スタッフがみんなにこやかで、対応が親切であったことです。さすが「微笑の国」と感激でした。

この病院の環境設定や職員たちの対応などが織りなす、きめ細かな気配りのある雰囲気こそが、病院がもつホスピタリティであることを痛感することができました。この点については柳瀬さんとも一致する感想でした。長崎リハビリテーション病院でも、ぜひともホスピタリティを大切にして、患者やご家族が、職員の笑顔のなかで、安心して入院生活を送っていただけるように、そしてそれが、職員皆が病院の文化として大切にするようにしていこうと心から思いました。とても学ぶところ大でした。

その後、家具の試作品が二週間以内に届き、さらなる修正・変更をお願いし、一一月二六〜二九日に最終チェックのために再度バンコクを訪れました。工場で梱包されている製品約六〇〇個のすべてを一つひとつチェックし、すべての製品の合格を確認して、船便で送り出した家具たちは、一二月二六日に長崎に到着し、無事病院に搬入されました。

コラム：タイの医療事情について

サミティヴェート病院をはじめとして、同様の自由診療の病院はバンコク市内にもいくつかありました。このような病院は、共通して外来部門は独立した建屋となっており、入院部門とは完全に分離されていました。私は、タイの救急医療のシステムがどうしても知りたくていろいろ質問をしたのですが、聞いたかぎりでは、少なくともバンコクには日本のような公的な救急システムはないとのことで、とても驚きでした。

サミティヴェート病院など、富裕層相手の病院はそれぞれ独自の病院救急のシステムをもっており、救急車も救急担当の職員も配置され、救急バイクもありました。病院が契約している人が急病や事故に遭ったとき、連絡が来ると自院のこれらの救急車が迎えに行くとのことでした。契約している人が海外で急病などになったときも、ちゃんと迎えにいくらしいのです。「もし契約していない人から依頼があったらどうするのか」と聞きますと、病院に連れて来ることは問題ないが、必要な医療費を呈示して、払えない人はお断りするらしいです。さすが、徹底した自由診療だと感心しました。

「では、裕福でない市民はどうするのか？」と質問をしたら、あまり病院にはかからないか、キリスト教の教会が運営する病院、また救急のシステムは華僑が編成したボランタリーなシステムがあるとのことでしたが、残念ながら実際に見学に行くことはできませんでした。これはあくまでも一〇年以上前の視野の狭い見聞ですから、おそらくいまでは変わっているものと推察されますが、とにかくメディカルツーリズムは外貨獲得の国策として推進され、実際の医療は貧富の格差に見合った形で行われているという印象でした。

「病院らしくない病院」ちょっとご紹介

当院の病院建屋は、外から見ただけでは病院とはわからないような壁の色や形で、周りの風景と一体感が出せるように気をつかっています。

①オープンカフェ・コンサートホール・ヒーリングガーデン・交流ラウンジなど（図1－5）

一階のエントランスホールに喫茶を設け、お見舞いに来た家族などに、テラスに出てのんびりとコーヒーを楽しみながら時を過ごしていただけるようにオープンカフェを作りました。また、入院中でも時には生の演奏（バイオリン、ピアノ演奏やコーラスなどプロの演奏家が来てくれます）が聴けるように、コンサートホールとして使えるスペースを設け

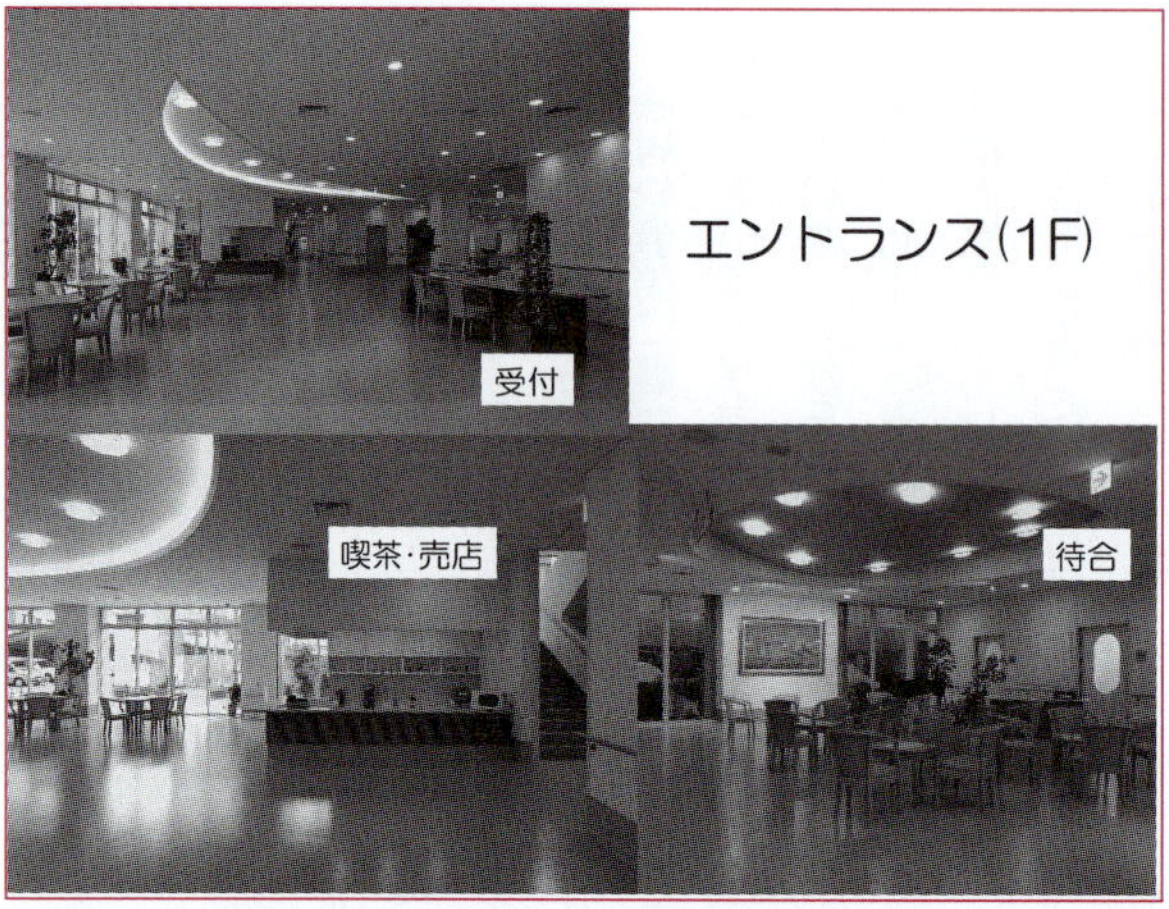

図1–5　1階エントランスには喫茶があり、ミニコンサートができるようなスペースに

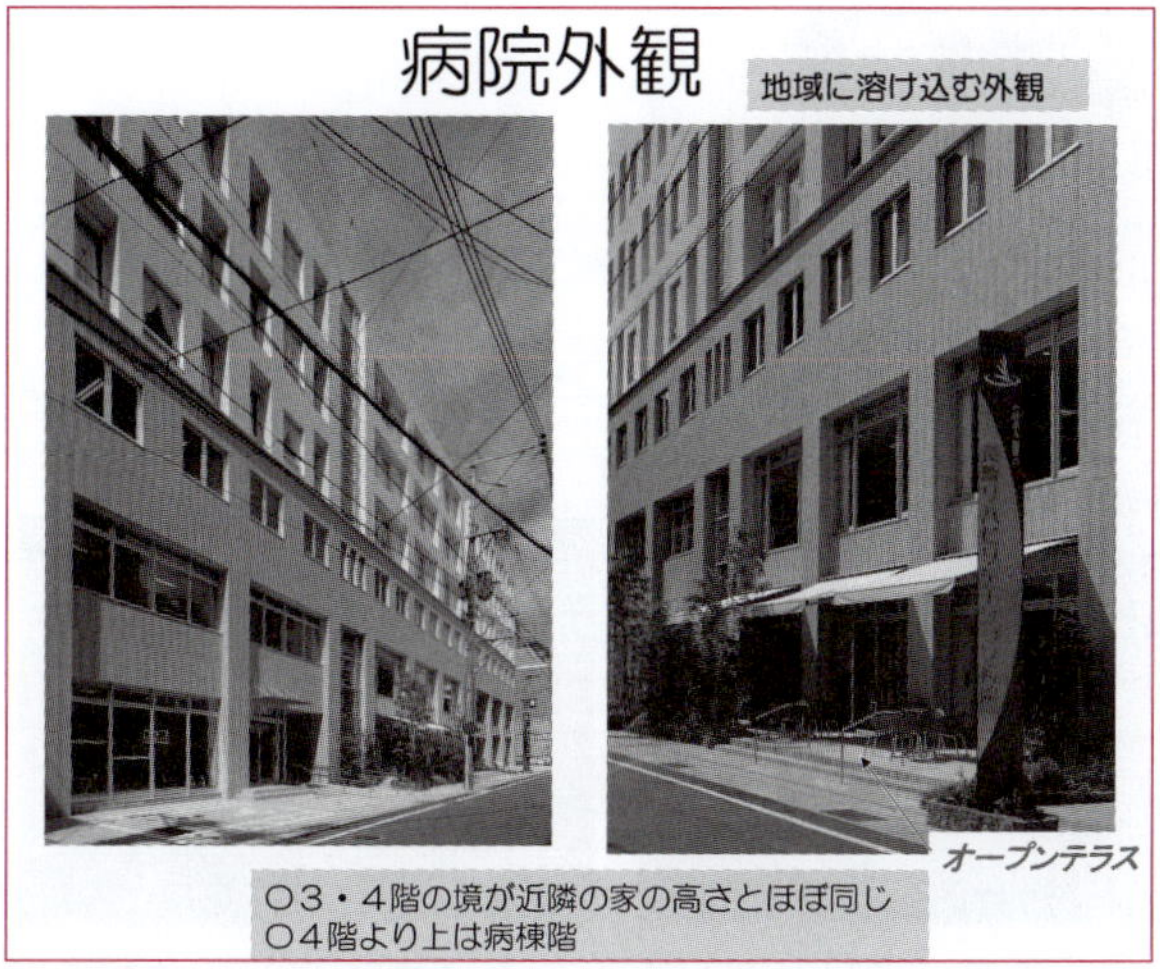

図1-6　周辺の景観を壊さない配慮

ています。そこには、寄付していただいたグランドピアノを常設しており、時には患者さんがピアノの練習をされたりもしています。

三階は患者・家族は原則立ち入り禁止のフロアで、職員が研修したり、歓談したり、食事もできる場として交流ラウンジと称しています。

②周りを威圧しない建屋の詳細（図1－6）

建屋は、外から見ると左右対象でなく、三階と四階の境は明確に色分けされています（この境から上は白、下は茶系のタイルを使用）。この高さが、近隣の家並みの高さとほぼ同じです。これらの工夫によって、周りを威圧しない建屋となり、風景に溶け込むように配慮されているのです。

また、もともとあった古い病院の場所からすれば、約四メートルは道路から下がっていますので、病院の前がとても広く、そして明るくなりました。

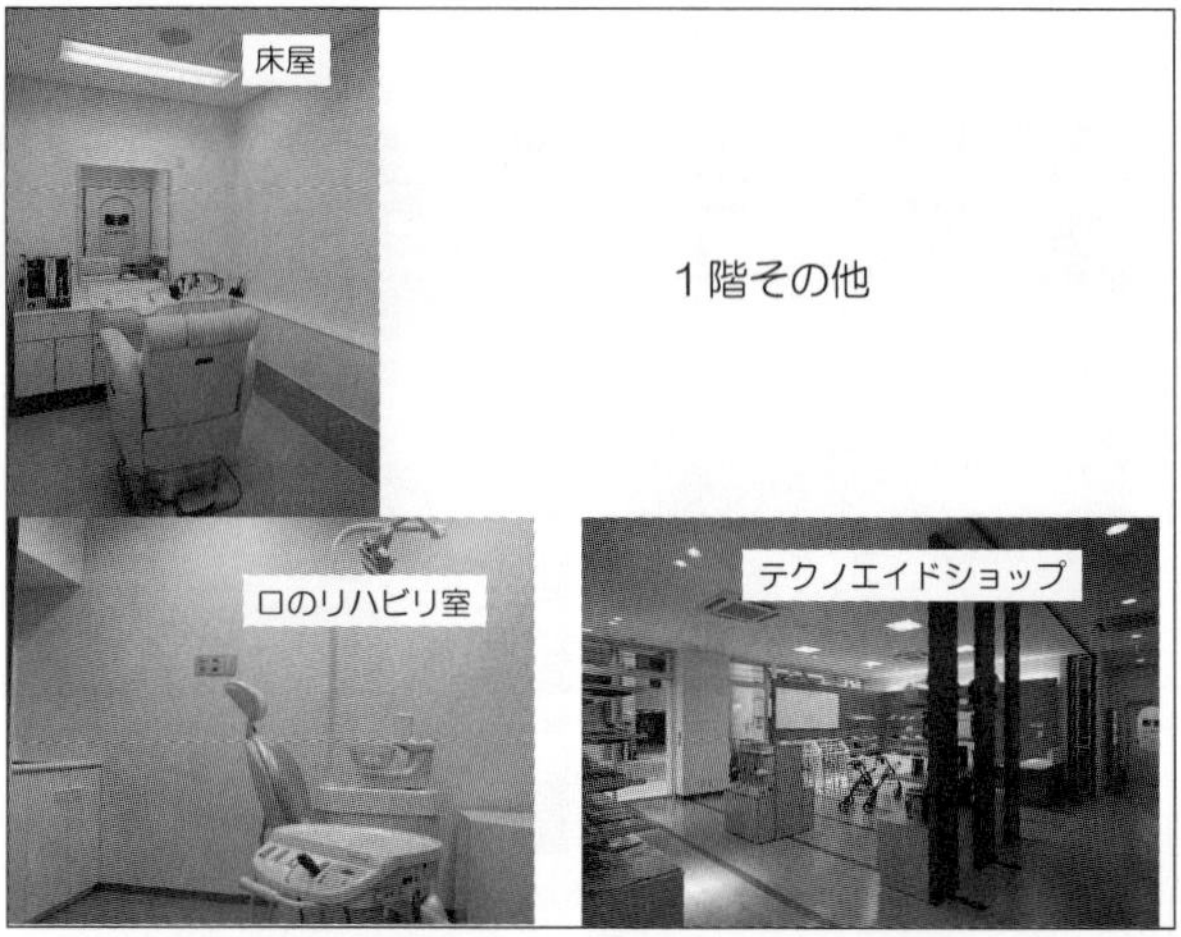

図1-7　床屋、歯科ユニット、テクノエイドショップを配置

③床屋、歯科ユニット、テクノエイドショップを配置（図１－７）

・回復期では、急性期と異なり、入院期間がほぼ三カ月くらいになります。その間、髪を切ることも必要でしょうから、床屋さんに週二回は来てもらっています。そのために、狭いながらも院内に床屋の部屋を確保し、専用の椅子もセットしました。

・近森リハビリテーション病院での経験から、医科歯科連携が重要であることを考えていましたので、外来部門に「口のリハビリ室」を設け、歯科のユニット（診察・処置のための椅子など）を設置しました。そして歯科オープンシステムを構築して（第3章に詳述）、多くの歯科医師の先生方に訪問歯科診療をしていただき、この部屋も利用できるようにと考えてのことでした。

・テクノエイドショップを設け、ベッドや車椅子をはじめとした福祉機器、介護用品などを展示するとともに、販売・レンタルなどを行うようにしました。入院患者さんやご家族、そして退院後の方々まで気楽に利用できるコーナーを考えました。そこで工夫したのは、病院の前を通りかかった若い方でも興味をもって気楽に入って来られるように明るい雰囲気にすること。おむつはむき出しで棚に陳列するのではなく、客の求めに応じて引き出しから取り出し、いろんなタイプを紹介・説明することができるようにしました。何となく、おむつが飾ってあるようなところには、若い人は近寄りたがらないのでは、と思ったからです。

④アクティブホール

リハビリ室のことをアクティブホールといいますが、ここは特別の工夫はありません。強いて言えば、私の興味で、陶芸の電気釜を据えています。これがいまでは、外来での陶芸教室に役立っています（この陶芸教室は、プロの陶芸家にご指導いただいています。対象は外来リハビリテーションを卒業した希望者です。材料費は自己負担ですが、指導料は無料です）。とても素敵な作品ができています。

⑤スタッフステーション

各病棟には、中央にスタッフステーションがあり、病棟の全職種がここを拠点に動きます（ナースステーションやナースコールなどの言葉そのものが当院にはありません）（図１－８）。〝多職種協働（チーム）〟を強く意識したものです。

⑥病室の工夫

病室は各病棟四八床ありますが、個室は中央と端に二部屋ずつで、ほかは四人部屋です。

・個室の工夫（図１－９）：できるだけ廊下側から死角ができないように、トイレと洗面所を窓

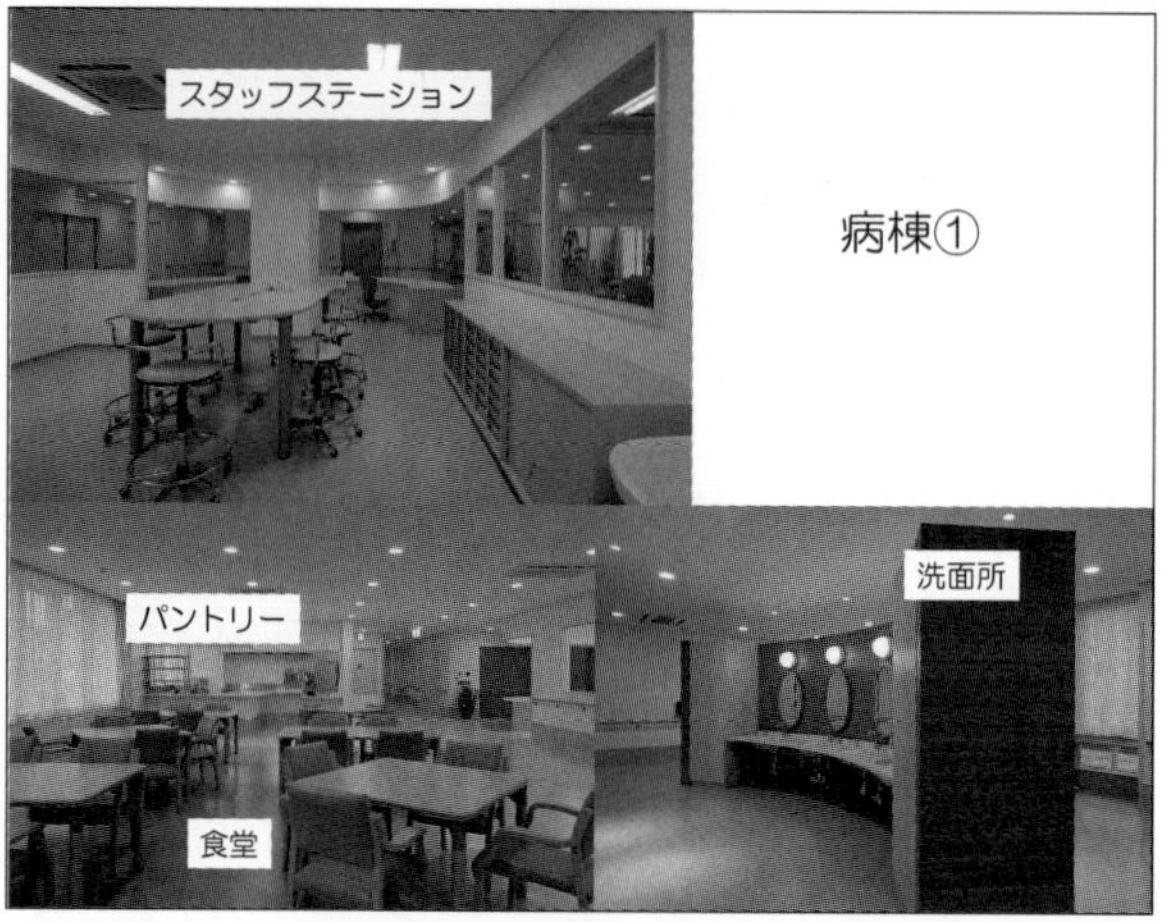

図1-8　スタッフ全員の拠点としてのスタッフステーション、温かいおいしい食事を提供するためのパントリー、口腔衛生・機能を大切にするための洗面所

側に造り二部屋感覚になるように配置しました。一般にトイレや洗面は入り口近くにあるのが普通であり、この配置はあまりにも例がなかったようで、設計の柳瀬さんからは「本当にいいのですか？」と、何回か念を押された記憶があります。

・四人部屋の工夫（図1－10）：例えば、急性期病院で入院患者の部屋割を行うときには、個室以外は多人床（現在、多くは四人床）で、男性部屋と女性部屋があります。そして、それ以外に、病態の重症度によって観察しやすく何らかの急変時に迅速に対応できるように、できるだけスタッフステーションの近くの病床を重症患者用として選ぶことになるでしょう。これらの前提には、患者はベッド上安静にして治療を受けているという固定観念があります。ところが回復期リハビ

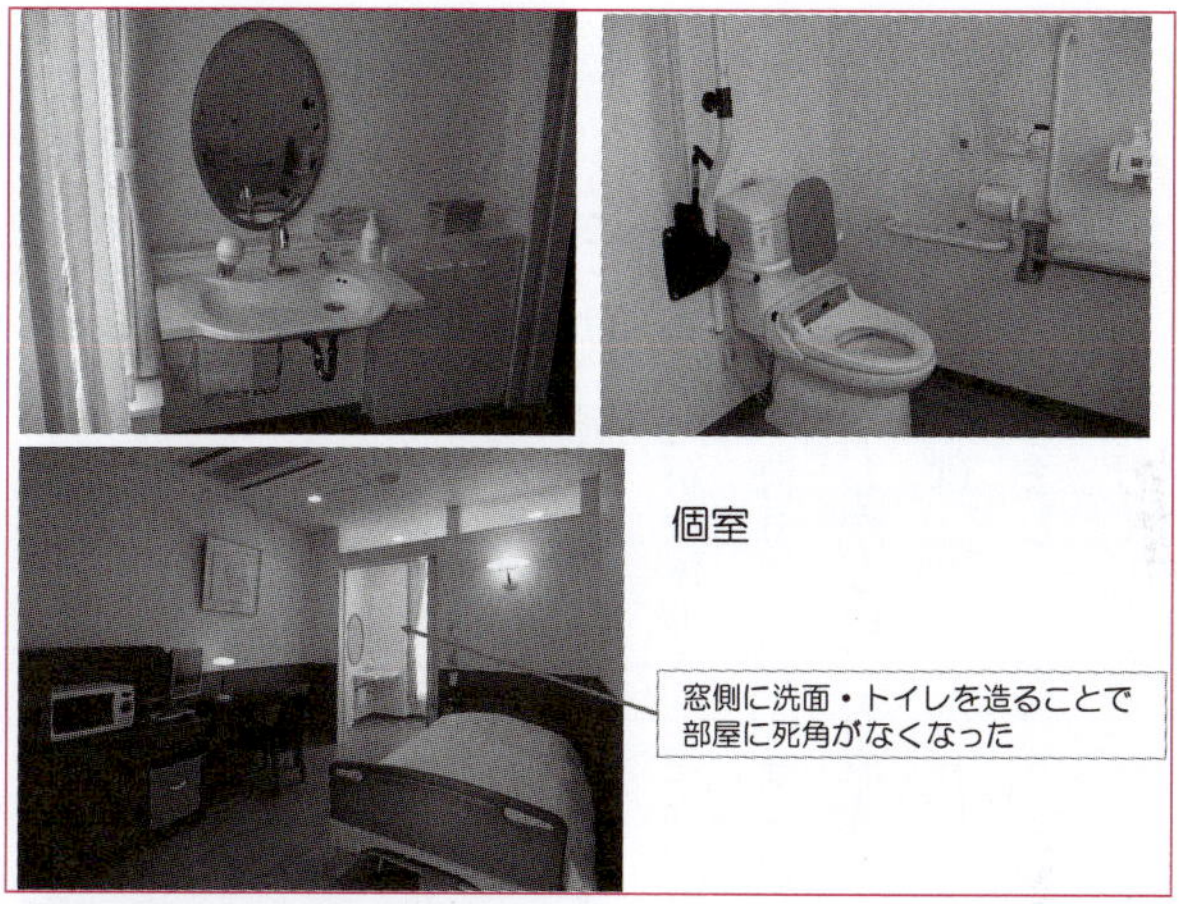

図1-9　個室の工夫

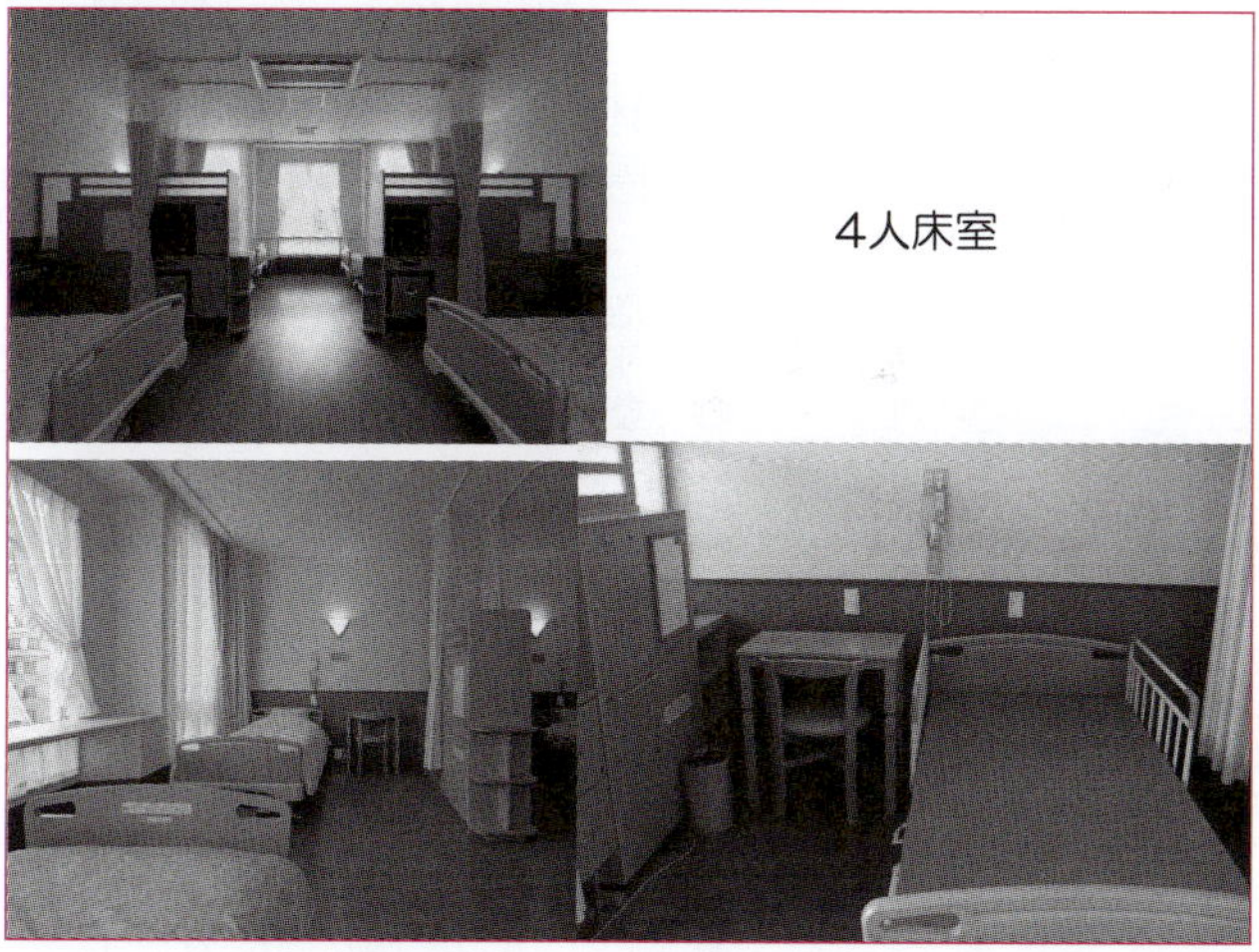

図1-10　4人床の工夫

リテーション病棟のスタッフステーションに近い病床は、重度障害があり、吸引などが必要で、病態に変化が起こりやすく観察が必要な患者、および重度でなくても転倒・転落のリスクがある患者が使うことになります。

また、回復期リハビリテーション病棟では、急性期病床とはとても異なる病床の使い方をします。それは生活の視点に起因することです。回復期では、患者は朝起きたらベッドから降りて生活を始めるということが前提となります。ですから、急性期と異なり、まずベッドの高さが低くなっています（ちなみに、集中治療室のベッドはとても高く、これは看護師などスタッフが処置をしやすいような高さになっています。患者さんがベッドから降りるということは、想定外なはずです）。

ということは、例えば、右麻痺の患者は左のほう（健側）に降りないと、右側に降りようとすると麻痺のある手足が身体の下になり、降りられないわけです。そのため片麻痺の患者は健側が降りる方向になり、降りるスペースが必要です。「ベッドは空いているけど、あいにく右側にスペースがあるベッドしかない。右麻痺の人は使えないので、空くまで待ってもらう」ということになります。これでは、ベッドの利用効率が悪く、経営運営上の大きな問題だと認識していました。そこで工夫をしました。少なくとも、四人床の部屋で廊下側の二床に関しては、枕元に電気のスイッチを二つ付けて、左右にベッドをずらすことで、どちらにも十分なスペースが確保できるようにしたのです。そのことで、どちらの麻痺の患者も利用できるようにしたわけです。これは、ベッド周りのスペースが広いからできたことで、窓側の二床はそのゆとりがとれませんでした。

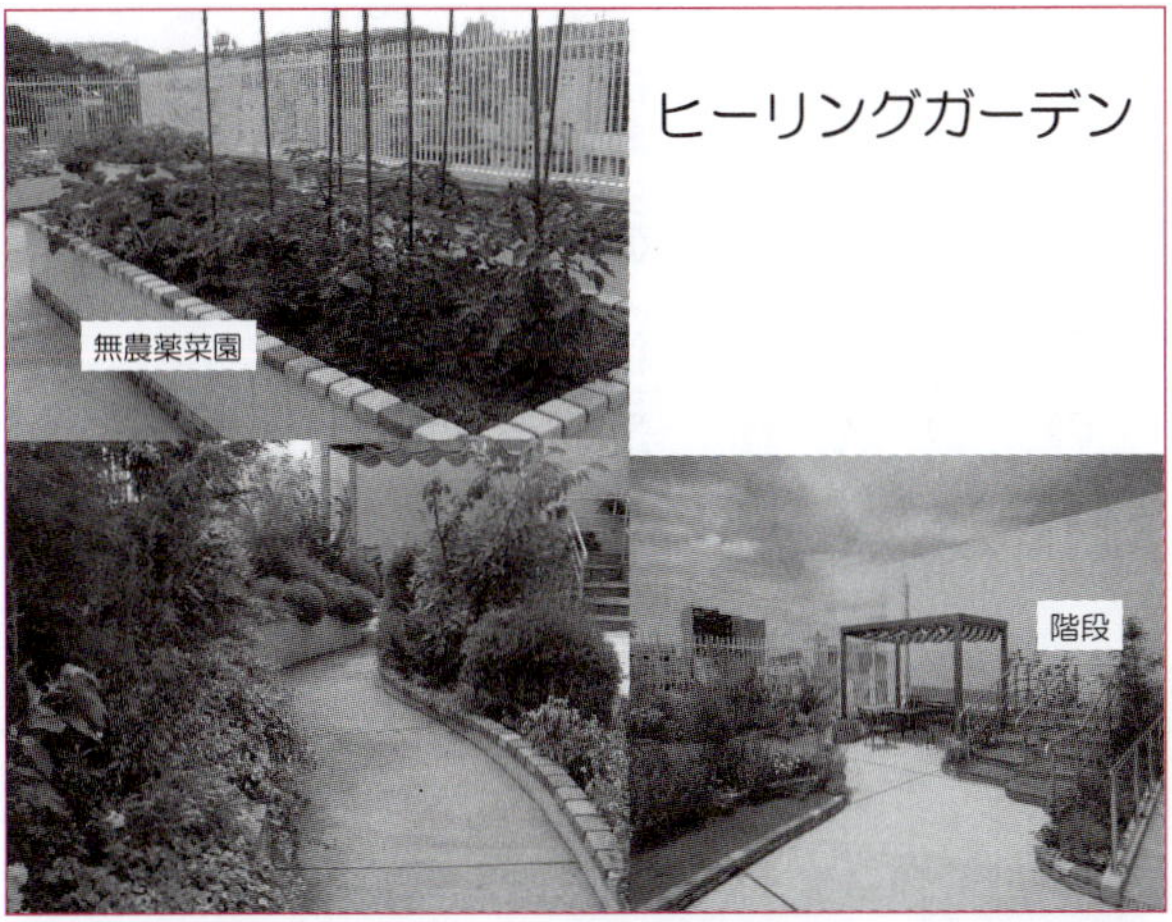

図1-11　屋上の植栽：無農薬の菜園そして長崎斜面地の階段を模した構造

⑦ヒーリングガーデンと無農薬菜園（図1－11）

屋上緑化の意味も含め、木々（私の大好きな梅の木も）と花々を植えました（季節の変化に応じていろんな花が咲くようにしています）。そしてそこには、長崎の斜面住宅地にみられるような、段差がちぐはぐな階段を造り、階段昇降の練習もできるようにしています。また、無農薬野菜ができるように菜園も造りました〔専門的に土壌（コンポスト）作りを指導していただきました〕。季節ごとに、おいしい野菜が収穫できます。

この菜園は、将来、車椅子の方でもおいしい野菜が作れるようなシステムができれば、障害者の就労の場が作れるという思いを込めた実験場です。

開設準備室では

●受け入れ態勢を整える

ほぼ建屋も完成し、八カ月間、近森リハビリテーション病院で研修を受けた高知組（病院開設一年前の二〇〇七年四月の入社組で、「ゼロ期生」といいます）の受け入れ態勢を整えることが必要になりました。

ゼロ期生の「住まい」

開設準備室の事務方が彼らの住まい探しを担当し、候補となるアパートを、以前から付き合いのある不動産屋さんと相談のうえリストアップしてくれました。自分の住む部屋を、自分で見て、決められるように段取りし、長崎に帰ってくるまでに契約をすべてすませてくれました。

「ユニフォーム」の決定

私たちの病院は、「障害の改善と生活の再建」を行う場であるという考えをとても大切にしています。このため、いろんな場面でそれを表現する工夫を行ってきました。それはひとえに、患者さんやご家族だけでなく、病院職員や病院を訪れる見舞い客、そのほかの方々にも、そうすることで長崎リハビリテーション病院の役割を理解していただきたいという強い想いがあったからです。

病院建屋は、いかにも病院らしくならないよう、窓ガラスを多くして、明るい環境・雰囲気を提供できるようにと気を使ってきました。このため、患者さんに昼間寝間着を着せることや、スタッフが急性期病院で使われているような白衣を着ることはやめようということになりました。そこで私たちの病院独自のユニフォームを製作する必要がありました。どのようなデザインにして、色はどうするかなどについては、主に開設準備室メンバーの井手伸二リハビリテーション部長（理学療法士：のちに臨床部部長）、前田睦美看護師長（のちに臨床部副部長から副院長）、磯本法人本部長などが中心となり、製作会社と相談のうえ、職種の違いを認識できるように上着の色を変えることに決定し、ファッションショーを行って、最終意見を集約したのです。このときに出たユニフォームの条件として、ズボンは伸縮性がよいこと、上着のポケットに名札が入るようにすること、女性の胸元があまり見えないようにすること、妊婦用も必要になることなどの条件があげられました。結局、最終的な色分けなどは、職種によって、

・看護師・介護福祉士はピンク
・リハビリテーション専門職はイエロー
・管理栄養士・歯科衛生士・放射線技師はブルーの半袖ポロシャツ
・医師や社会福祉士、薬剤師、事務方は半袖のカッターシャツ
・臨床部の管理者は、濃紺のポロシャツ

が選ばれました。

電子カルテのカスタマイズ

当院で使用する電子カルテは、株式会社エムビーテックが回復期リハビリテーション病棟専用に開発したものを導入することに決めていました。この電子カルテは、すでに初台リハビリテーション病院で活用されており、骨格部分を用いて、長崎リハビリテーション病院専用に作り上げていくという作業が必要でした。そこで、開設の半年以上前から、前出の井手君、前田君、中島龍星君（理学療法士。のちに臨床部副部長）それに私、そして、まだ近森リハビリテーション病院に残っていた伊東由美子看護師（遅れて着任、のちの副院長）、エムビーテック社の穴見社長と担当者を交えた議論を行い、長崎リハビリテーション病院独自の工夫を入れ込んで作り上げてもらいました。

しかし、電子カルテというものはとても高額なもので（もしかして当院では一番高額なものではないでしょうか）、使うかぎり、未来永劫に保守点検料がかかります。国が統一した電子カルテを作って発信してくれたほうが病院としては助かるし、データも集約できるし、災害時にも利用できるメリットがあると思いますが、難しいのでしょうか。

教育・研修

まずもって重要なことは、三つの病棟を同時オープンすることでした。また、四月から三つの病棟で、診療報酬の「回復期リハビリテーション病棟1」の施設基準を取ることが重要な命題でした。ちょうど平成二〇年度は診療報酬改定の時期でもありました。そのためには、しっかりとしたスタッフ教育が欠かせません。ゼロ期生は、すでに近森リハビリテーション病院で研修を受けてきていますが、長崎リハビリテーション病院独自の研修を受けてもらう必要があります。それは、井手君・中島君・前田君たちが中心となって担当してくれました。実際には、彼らが作成したマニュアルなどに沿って、徹底した研修が約二カ月間行われました。内容は以下のとおりです。

①病院理念・運営方針などの理解
②組織について
③多職種協働について（チームマネジメントやカンファレンス等について）
④入院患者さんの病態・リスク管理等について（脳卒中や頭部外傷、整形外科疾患等）
⑤心肺蘇生講習（救急隊にCPR講習をお願いしました）
⑥リハビリテーション：総論、チームビルディングのための専門職の役割について、各専門職別の知識・技術、
⑦地域リハビリテーションについて
⑧電子カルテについて：総論、内容解説、実技
⑨シミュレーション：患者入院から退院まで
⑩接遇（日本航空で指導されていた専門家を招いて、あいさつの仕方、身だしなみ、言葉使い、話し方、笑顔などについても徹底しました）

シンボルマークとシンボルカラーを決める

これは、最終的には理事長たる私の好みで決めるということにして、一応専門のデザイナーに

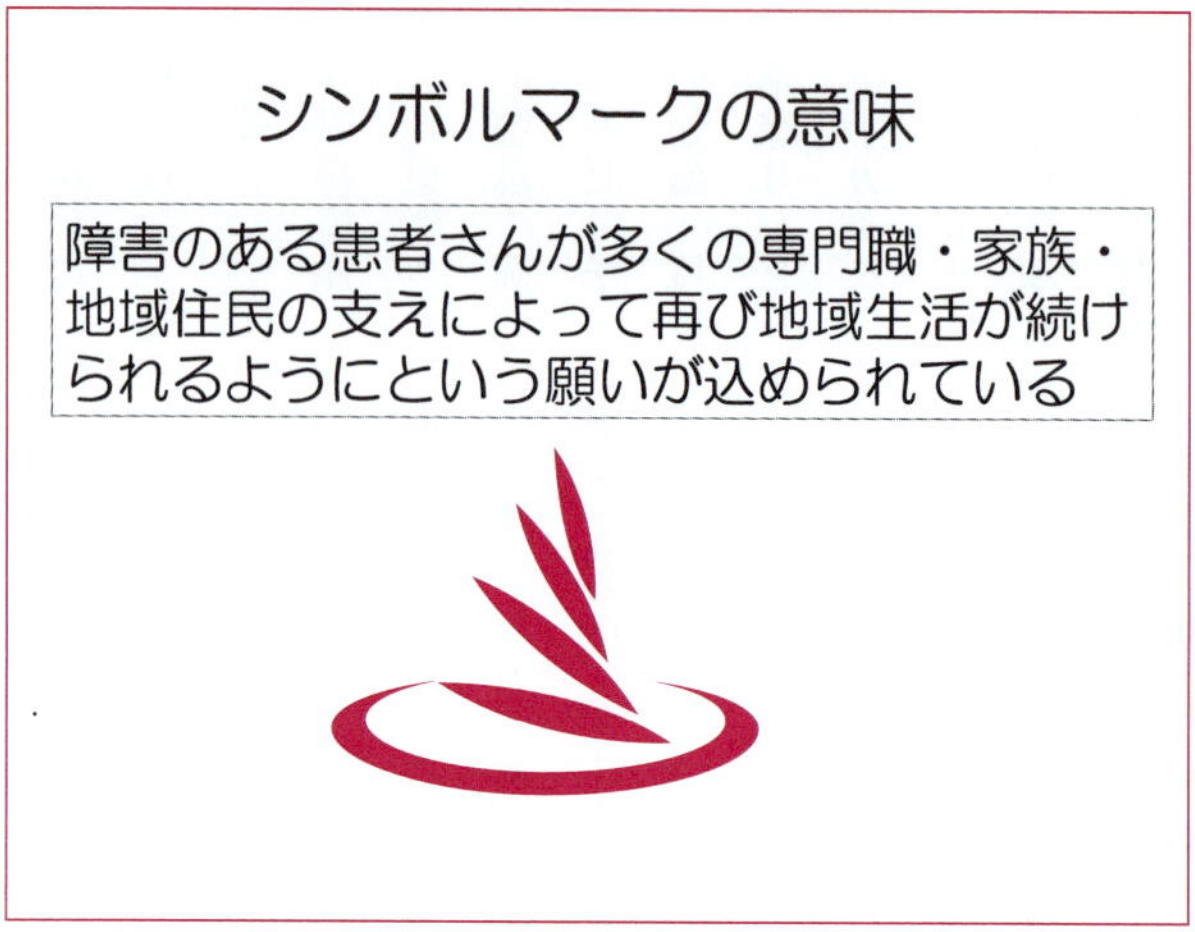
シンボルマークの意味
障害のある患者さんが多くの専門職・家族・地域住民の支えによって再び地域生活が続けられるようにという願いが込められている

図1-12　当院のシンボルマーク

依頼しました。依頼するときにはデザイナーに、この病院の役割である、「『障害の改善』を図り、『生活を再建』して住み慣れた地域に戻っていける（復活する）ことを支援する」ということをしつこく説明しました。そうして出きてきたのが、図1－12のマークです。

「みんなの力で障害をもった患者さんが復活するというイメージを表わす」というデザイナーの説明に、賛同しました。しかし、後からスタッフに「温泉マークではないですか?」と言われ、「温泉マークは三本だ!」と反論しました。また、シンボルカラーは、私の大好きなエターナルレッドです。支える、みんなの情熱を表わしています。

なお表紙のフェニックスのイラストは、横山正氏によるもので、当院のシンボルマークの原点となったものです。

付記：ゼロ期生

二〇〇七年三月二九日。病院開設の一年前、まだ病院建屋の姿がまったくないころ、新入職員の入社式と歓迎パーティを長崎の某ホテルにおいて挙行しました。歓迎パーティ会場では、ほとんどの職員がリクルートスーツを着て、初めは非常に緊張気味でしたが、アルコールが入ってからは、徐々に和気あいあいとなりました。そして、歓迎パーティ終了一時間後、ほとんどの新入職員は普段着に着替えて、ホテルの玄関ラウンジに集合し、待機していた二台のバスに乗り込み、一路、研修先である高知の近森リハビリテーション病院に向かって出発しました。

高知に行った職員は総勢六九名。内訳は次のとおりです。

・看護師一二名
・理学療法士一七名
・作業療法士一六名
・言語聴覚士五名
・社会福祉士三名
・介護福祉士一三名
・管理栄養士二名
・事務一名

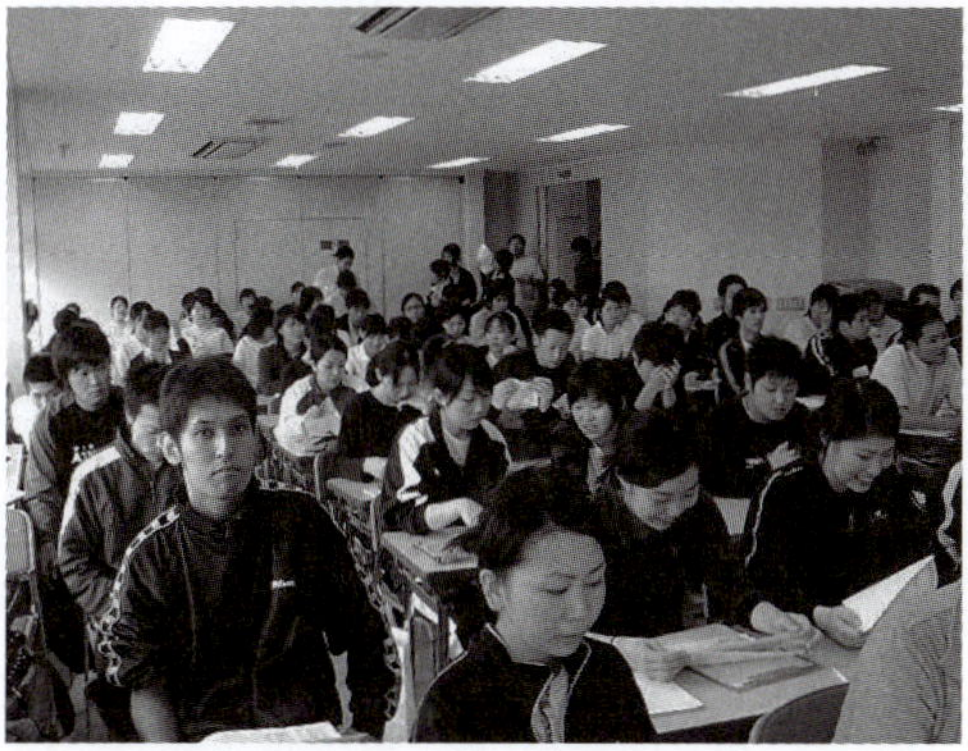

写真：研修を受けるゼロ期生たち

ほとんどが高知には縁もゆかりもない者ばかりなので、心細い思いをしたりして、大変だったろうと思います。私は若干の申し訳なさを感じつつも、「何とか頑張ってきてほしい」という、期待と願いと心配とが入り混じった心境でした。しかし一方で、心の中では、「こんな経験は、おそらく望んでもめったにできないだろう。きっと後になって何がしかの役に立つ、非常によい経験・思い出になるはずだ！」との思いで、彼らの成長をひそかに楽しみにしていました。しかし、よく考えてみれば、本当に大変だったのは、受け入れる側の近森リハビリテーション病院のほうでしょう。近森リハビリテーション病院のスタッフにすれば、とんでもなく厄介な集団だったと思います。

彼らの生活面に関する課題は、共に研修のために高知に行った事務職員が担ってくれました。彼は自らも研修を受ける一方で、長崎リハビリテーション病院のスタッフの日常の勤務状況の把握や生活の面倒まで、きめ細かなケアを行ってくれました。

生活の場に関しては、女性職員は、わが法人で借りたウィークリーマンションに一人ずつ住んでもらうことにし、男性職員は、近森リハビリテーション病院の近くの閉業したばかりのビジネスホテルを全棟借りして、男子寮さながらに集団生活ということになりました。

私や開設準備室に所属する上層部にとっての懸案事項は、「彼らをどのようにマネジメントして、高知での八カ月間の研修を実りあるものにし、実践力のあるスタッフに育って戻ってきてもらうか」であり、とても重大な課題でした。このため、長崎から、私も含め開設準備室の井手君、中島君、理学療法士の本田憲一君（のちに地域リハビリテーション推進部長）らが定期的に高知に行って（月一回、交代で一週間滞在）指導や個人面談などを行いました。この研修期間には、いろいろな事件がありました。

管理栄養士のボヤ事件

共同生活をするなかで何を思ったのか、料理を始めた管理栄養士のA君、天ぷら油に引火、ボヤ騒ぎを起こしてしまいました。本人は上司からしこたま絞られ、また救急室で火傷の手当てをされながら、看護師からも絞られたとのことでした。管理栄養士だから調理ができるかというと、そうではなかったようです。管理栄養士は栄養に特化して学ぶようになったので、調理の際の注意事項など学ばなくなったのでしょうか？　管理栄養士は栄養管理という学問的な部分を学ぶと同時に、料理法や食文化、そして食材についてもしっかり学んでほしいものです。回復期以降の管理栄養士にはとても重要な課題になってくると思います。

ゴミ部屋の住人

男子寮はもちろん男ばかりですから、非衛生になりがちです。そこで寮生活者で自主的に運営ルールが決められていました。そのなかに、「部屋の掃除はしっかり行うこと」というルールがあったらしいのですが、B君は時間どおりに起きることができず、遅刻も多く、部屋もちらかり放題のようでした。そこで寮長たちが心配して、B君の部屋を掃除することになったのですが、まあ、見事なちらかり具合、ほとんど足の踏み場はなく、ペットボトルや紙くずで布団の上も埋まっていたそうです。彼はどうやら、身の回りをきれいに掃除して、整理整頓するということができない人のようでした。

自分のアパートに帰れなくなった優しい看護師

ちょうど、私が高知を訪れていたときのことです。年配の看護師からの相談で、「うつ状態になっている看護師がいるので面談してほしい」というのです。そこで、彼女を焼き鳥屋に誘いました。ビールで乾杯した後、向かいに座っている彼女に、「どうだい、調子は?」と軽い気持ちで問いかけました。すると、とても深刻な顔をして、「人間が信用できなくなりました。とても他人が怖いのです」というのです。どうしたのかと聞くと、隣に越してきた若い男性が熱を出して困っていたので、薬をあげて、食事を準備してあげたらしいのです。彼女は、あくまでも看護師として、見ないふりができなかったらしいのですが、どうもその彼から、毎日のように待ちぶせされ、断ってもしつこくされ、ついには家に帰れなくなってしまい、ほかのスタッフの所を転々としているというのです。

「はっきり断るか、警察に訴えたらどうなんだい?」と言うと、「いいえ、私が悪いのです。隙を見せたのが悪いのです」と言い張るのです。結局、彼女を救うために、こっそりと引っ越しをさせざるを得ませんでした。

何とお人よしな、ソーシャルワーカー

同じようなお人よしもいるものです。ソーシャルワーカー(社会福祉士)のC君が、あるとき公園に行くと、お腹を押さえて苦しんでいる青年がいたらしいのです。心配になり声をかけると、その青年は旅行中とのことで、彼は親切にも、その青年を自分のアパートに連れていき、薬を与えて寝かせたらしいのです。以来、その青年は彼の部屋に居座ってしまい、元気になっても出ていこうとしないし、昼間は

C君の部屋にいて何をしているかわからず、だんだん怖くなってきたというのです。話しながら、彼は身体を震わせていました。

結局、事務方と相談し、居候が不在となった夜に、C君をこっそり引っ越しさせました。その後、事務方は大家さんと話をつけ、居候も追い出されたということです。まあ、何と、「軒先貸して、母屋をとられる」の例えどおりのお話ではないでしょうか。何て優しいやつだろうと関心もしましたが、彼の先行きが心配になった出来事でした。

二〇〇七年一一月三〇日の研修最終日の朝、彼らは、誰が指示したでもなく、自発的に近森リハビリテーション病院の周囲を清掃し、多くの近森の仲間たちと別れを惜しみながら、来たときと同じように二台のバスに便乗し、無事に長崎に戻ってきました。いまでは、誰からともなく、彼らのことを《ゼロ期生》と呼ぶようになっています。

第2章

長崎リハビリテーション病院
いよいよオープン、そしてはや十年

高知での研修が終了して長崎に戻った職員たちと、長崎に残って病院開設の準備を行っていた開設準備室メンバー、そして長崎市内の医療機関で研修を行っていた数人を含め、全員で実際の病院建屋（引き渡しが二〇〇七年一一月三〇日でした）を利用したシミュレーションなど、さらなる二カ月間の研修（接遇や電子カルテの操作なども含め）を積み重ね、二〇〇八年二月一日、まず一〇二床で長崎リハビリテーション病院を開院しました（実は工事は進行形で、最終的には五月中旬に完成し、六月一日に一四三床でグランドオープンとなりました）。

これまでは、開院までのいろいろな出来事（実情）を、裏話を含めて書いてきましたが、これからは実際の運営について紹介いたします。

法人の理念：地域リハビリテーションへの想いを理念に！

「どのような障害があっても人としての尊厳を守り、住み慣れたところで安心して、その人らしく、生き生きと生活していけるように質の高いリハビリテーションサービスを提供する」という、日本リハビリテーション病院・施設協会が一九九九年に掲げた「地域リハビリテーションの定義」の実現を法人の理念として掲げました。

なお、協会の定義は、二〇一六年には改定版が出され、いまでは「障害のある子供や成人・高齢者とその家族が、住み慣れた所で一生安全に、その人らしくいきいきとした生活ができるよう」に質の高いリハビリテーションサービスを提供するとなっています。そして、この法人の理念を実現するための病院の任務を具体的に示した病院理念も作りました。

それが、以下の五項目です。

①質の高い回復期リハビリテーションの追求

質の高いリハビリテーションサービスを集中的かつ効率よく提供することにより、地域に貢献します。

②多職種によるチームアプローチの推進

多くの専門職が徹底したチーム医療を追求し、患者さま・ご家族を中心とした満足度の高い医療サービスを提供します。

③地域医療・介護の連携拠点づくり

急性期（救急）医療および在宅生活をしっかりと支えていきます。

④職員満足度の追求

職員が何よりも誇りと責任をもって安心して働き、満足感が得られる職場づくりに努めます。

⑤地域に貢献し地域に愛される病院づくり

地域に開かれ、地域から支えられる存在であることを大切にします。

地域医療における私たちの病院の位置づけ・役割の明確化

私たちの病院は、長崎の二次医療圏内で回復期リハビリテーション病棟をもつ医療機関としては、一〇番目に開設しました。ほかの回復期リハビリテーション病棟のほとんどは急性期病床に併設した医療機関に開設されており、三つの回復期リハビリテーション病棟を有するリハビリテーション専門病院は、長崎県内初でした。このことから、私たちの病院の使命・役割を明確にして、理解していただく必要がありました。

そこでまず時間をかけたのは、近隣自治会をはじめとした地域住民への説明でした。というのも、以前この地にあった病院は、何でも診てくれるという病院でした。ところが、われわれの病院はリハビリテーション専門ですから、かぜの方には、診療所に行っていただく必要があるのです。たとえ医師が勤務していても、夜間や祝祭日には長崎市医師会の時間外診療所を紹介せざるを得ません。地域住民の健康を守り、安心した地域生活に寄与することは私たちの目標ですが、いまでも医師が足りずに一般診療を行うことができていません。

また、医師会との関係も重要です。「あの病院に入院した患者は退院後も取られてしまって帰ってこない」と言われるようでは、とうてい連携はしてもらえません。このため、外来は原則、外来リハビリテーションのために紹介された患者さんか、もしくは退院後に外来リハビリテーションが必要な患者さんに限ることにしました。ですから、退院時にはかかりつけ医に紹介し、全身管理や再発予防を担っていただくようにして、薬の処方も原則、われわれの病院ではしないということにしたのです（このことが本当によいのかどうか、とくに脳卒中の再発予防に関してはいまでも気になっています）。

いずれにしても、このようにして病院の機能を明確にしていきました。とくに開院してからの約一年間は、脳卒中や頭部外傷患者の受け入れを主として行うことに強くこだわっていましたので、他院の整形外科からの骨折患者の紹介に際しては「整形外科医がいまいないので」という理由をつけたり、空いていても「空床がないから」といって、お断りしていました。もちろん、そのような患者さんはほかの病院の回復期リハビリテーション病棟に入院していました。当時、事務方は「ベッドが空いているのに、なぜ断るのか」と、ハラハラしながら見ていたようです。何せ、事務方の役割はやはり、早く収益につながるということが絶対でしたから。

とにかく、私たちが回復期リハビリテーション専門病院として明確にしたかったのは、**「急性期（救急）病院との強固な連携により、救急医療を支える」**ということでした。そして、主に脳血管疾患などの患者などの回復期リハビリテーションサービスの提供を積極的に担うこと、しかも、原則、どのような重度障害患者であっても断らないことを宣言したのです。

実は、この理由にはいくつかありました。一つは私が脳神経外科医であり、また、長崎で脳卒中診療を担当している救急病院の医師は、同門で後輩の脳神経外科医だったことです。彼らには、私が昔経験したような遷延性意識障害や気管切開などの重度障害の患者に悩み、途方に暮れるようなことをさせたくなかったのです。それよりも、脳神経外科救急に専念してもらいたかったのです。そのため、大学病院など主な病院の脳神経外科カンファレンスには積極的に私どもの連携室のメンバーが参加することにしました（当初は私も参加していました）（図２－１）。

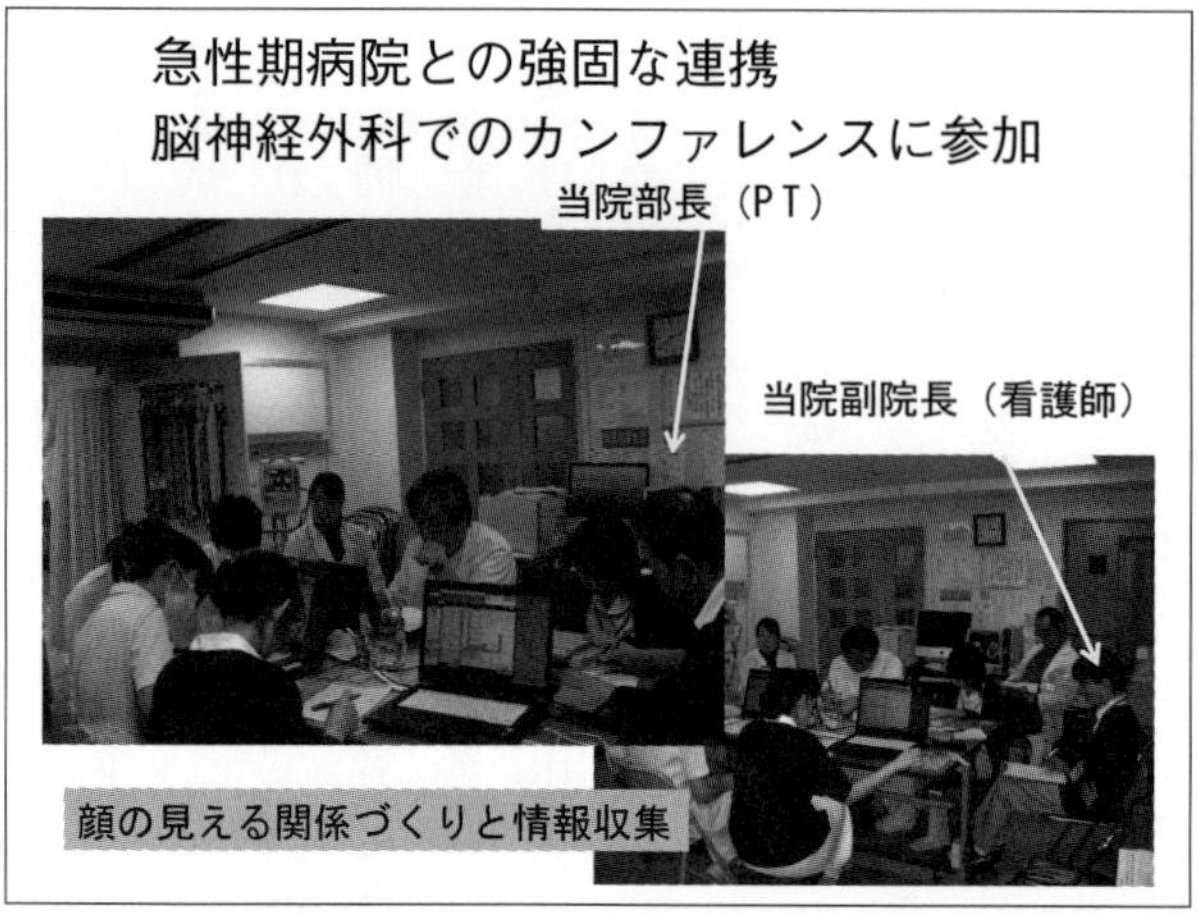

図2-1　脳神経外科でのカンファレンスの様子

もう一つの理由は、他院の回復期リハビリテーション病棟が運動器疾患を中心に運営されていたからです。「長崎リハビリテーション病院が一四三床もある回復期リハビリテーション病棟を開設して、何でもかんでも患者を取ってしまう！」と言われて、ケチをつけられたくなかったためでもありました。ベッドが空いていても断るといった、見栄を張った協調路線だったのです。

さらに、これは大きなことではないのですが、高知での経験で、整形外科の患者さんが脳卒中後遺症患者に対して、上から目線で、「なぜ自分のことを先に診ないのか」と大声でクレームをつけ、看護師がとても困り、悩んでいたことを知っていたからです。ですから、当初は運動器疾患患者の引き受けには積極的ではありませんでした。ただし、大腿骨頸部骨折の患者で脳卒中後遺症があれば、積極的に引き受けるようにしました。最近は、大腿骨頸部骨折など運動器疾患も引き受けるようになりましたが、ほとんど八〇歳以上の高齢者で認知症もあったりで、しっかりした看護師をはじめとするスタッフの力が求められるようになっています。

《まとめ》

回復期の病院として、「全身管理の下、《障害の改善》に最善を尽くすとともに、《生活の再建》を目指し、安心・安全な地域生活につないでいくことで救急医療と地域を支えていく」ことがわれわれの使命であると考えています。

取り巻く状況の変化から地域の課題を読み取る

救急搬送データバンクから読み取れる高齢者医療の課題

長崎には、一九九七年からの救急搬送患者のデータバンクがあります（二〇一八年現在は長崎県下全域が網羅されているもので、おそらく全国でも唯一でしょう）（図2－2）。このデータを見ていくと、次のような特徴が見てとれます。

・人口は徐々に減少しているにもかかわらず、全体の搬送件数は増加している。

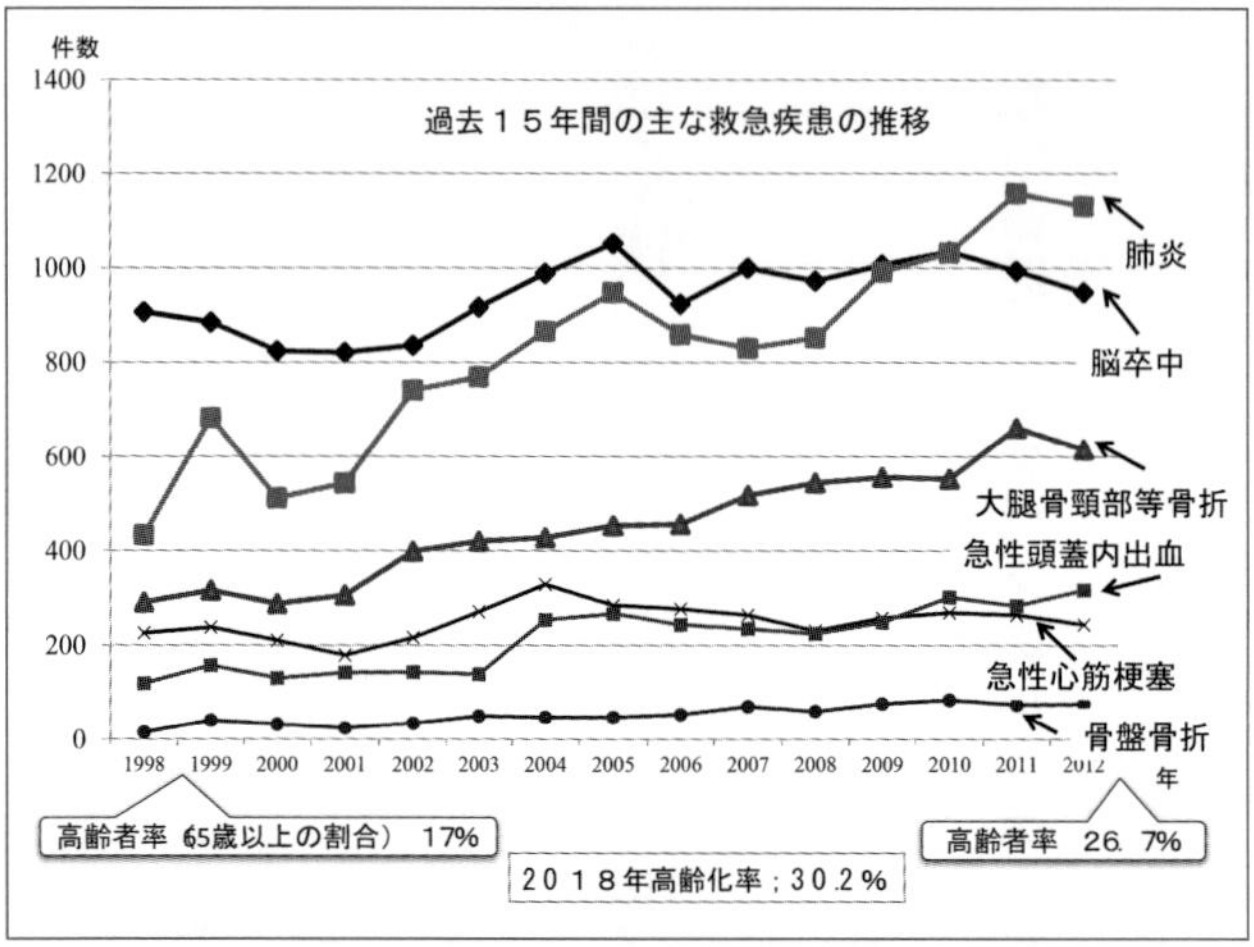

図2-2　長崎救急医療白書にみる高齢社会

・しかも増加しているのは高齢者（六五歳以上）。

・主な救急疾患をみていくと、二〇一〇年までは第一位が脳卒中で、次に肺炎、そして大腿骨頸部等骨折の順に多かった。

・二〇一一年以降は肺炎がもっとも多くなっており、脳卒中は毎年あまり変わらず、大腿骨頸部等骨折は増え続ける傾向にある。

・また、これら代表的な救急疾患に占める七〇歳以上の割合は六〇％を超えている。

つまり、長崎の地域医療は、早い時期から高齢者医療の問題を抱えていたことになります。早急に高齢者医療の体系化が必要です。その基盤には、急性期・回復期・慢性期のそれぞれの病期において適時・適切なリハビリテーション医療と栄養管理が、効率よく、かつ効果的（これはよく厚生労働省が使うフレーズです）に提供されることが重要です。

私はこのデータを見たとき、「急性期（救

急）病院でこれから大切になるのはまさに早期リハビリテーションであり、栄養管理だ！」と直感しました。だから、急性期リハビリテーションの重要性を訴えてきました。しかし、急性期病院にリハビリテーション専門職が急に増えることはないと考え、その後を守る回復期病院として打つべき対策を、少しずつですが実行してきました。

それは、急性期（救急）病院で専門的治療（手術や専門的薬剤の使用）が必要でなくなったら、可及的速やかに当院に紹介していただくように努力することです。これには、当然ながら、医師・看護師のみならず、かかわる全スタッフのリスク管理能力の向上が大前提となります。

そのほか、当院独自の対策として誤嚥性肺炎対策があります。もちろん、可能なかぎり《口から食べる》ことを支援するという意味でも、非常に重要と考えているのは専門職の配置による次のような対策です。

①管理栄養士による入院患者の徹底した栄養スクリーニングと栄養管理
・管理栄養士独自の急性期との連携、症例検討会の開催
・紹介元への栄養状態に関する年間データのフィードバック
②歯科衛生士の病棟配属による口腔ケアの徹底
・歯科診療オープンシステムの構築・運営

このため、診療報酬上の施設基準にはなかった管理栄養士や歯科衛生士の病棟配属を開設当初から行ってきました。

これからの肺炎対策の提案

今後も、ますます肺炎患者の救急搬送が増加することが見込まれます。また回復期リハビリテーション病棟に入院中の脳卒中患者や廃用症候群患者などが誤嚥性肺炎を併発してしまう可能性も多くなってくることが予測されます。その意味では、高齢者の肺炎（とくに誤嚥性肺炎）治療に関する総合的な戦略が必要だと実感しています。それは、以下の四項目にまとめられます。

①呼吸器感染症専門の内科医のかかわり（おそらく、呼吸器内科専門医が非常に少ないので、アドバイザー的役割とならざるを得ないでしょう）・喀痰の塗沫染色、培養（抗菌薬感受性検査含む）などの検査体制の構築

②管理栄養士の直接的関与〔NST（Nutrition Support Team：栄養サポートチーム）を超える関与〕

③呼吸リハビリテーション・ケアの徹底（呼吸リハビリテーションは、単に理学療法士や作業療法士のみならず、言語聴覚士、看護師もかかわることが望まれる）

④適時・適切な急性期・回復期そして生活期の継続的リハビリテーションの実施

昨今、在宅療養患者の肺炎は、主に地域包括ケア病棟での救急受け入れ・治療を推奨しています。どこで治療を行うにしても、前記のような戦略がないかぎり、結果的に寝たきりをつくることになり、あるいは薬剤耐性菌などが地域において重大な問題になってくるでしょう。ぜひとも、呼吸器感染症専門内科医が中心となって、高齢者肺炎に対する総合的治療戦略の立案・実証をしていただき、ガイドラインの作成をお願いしたいものです。

多くの専門職によるチーム医療の実現を目指した組織づくり

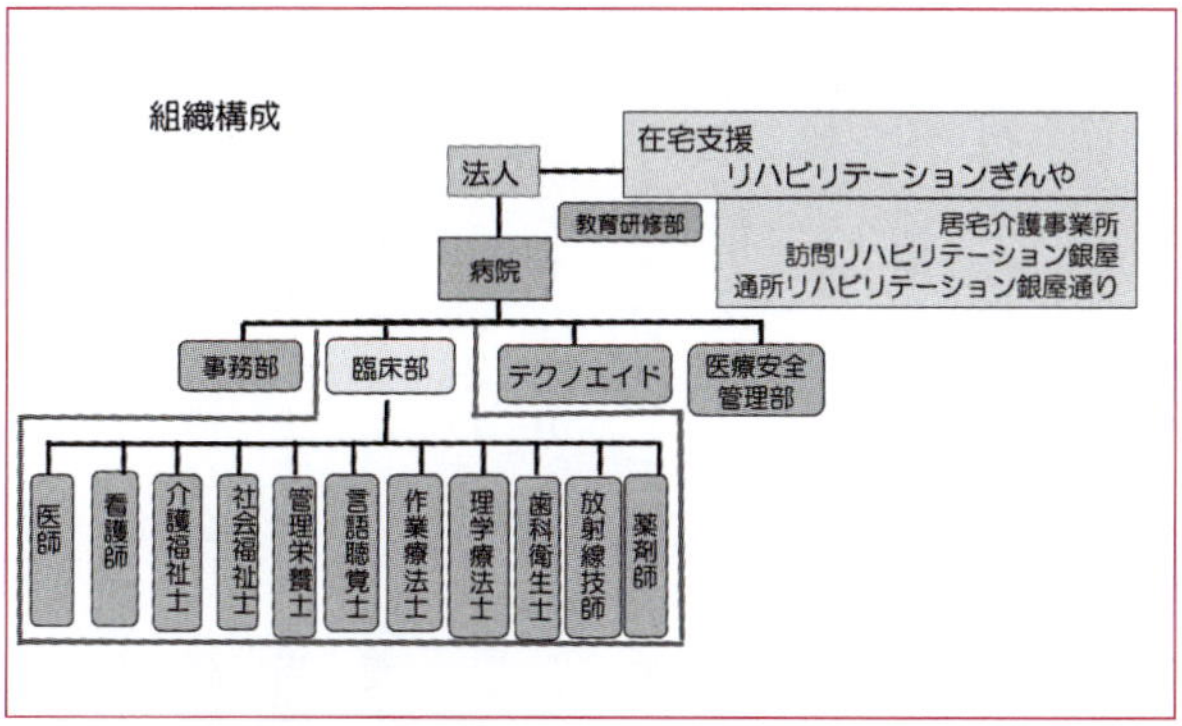

図2-3　当法人の組織図

施設基準以上の人員配置

チーム医療を基盤にした病院であることを組織図で明確に表現していくことにしました。このため、各専門職（医師、看護師、薬剤師、介護福祉士、理学療法士、作業療法士、言語聴覚士、社会福祉士、管理栄養士、歯科衛生士、放射線技師）は臨床部に所属し、各病棟に配置することにして、看護部やリハビリテーション部などの縦割の組織を排しました（図２－３）。

当院での多職種の特徴は、必要と考える専門職を積極的に病棟に配属したことです。ですから、開院当初から診療報酬上の施設基準で規定されていない専門職である、社会福祉士、管理栄養士、歯科衛生士、そして看護補助職は介護福祉士が各病棟でチームの一員として頑張ってくれています。

もちろん、それぞれに配属した意味があります。

・管理栄養士：当然ながら、高齢者医療には必ず栄養管理が重要であることからです。各病棟に一名配属していますから、当院ではNST（Nutrition Support Team：栄養サポートチーム）は作っていません。管理栄養士も必ずチームにかかわりますから、栄養管理はチーム全体の課題となっているわけです。

・歯科衛生士：口から食べることの支援を行う専門職として、また、当院では医科歯科連携の拠点づくりを目指しているために、その連係の窓口役として各病棟に一名配属しています。

・社会福祉士：障害者の地域生活を視野に入れた入退院支援を行う専門職として各病棟に二名配属しています。ことに地域生活の再建のため、社会資源などに関して地域につなげる専門職として、回復期リハビリテーション病棟ではとても重要です。

当初、気の毒だったのは、これら少数の専門職の多く（とくに、社会福祉士や介護福祉士）は、福祉を学んできた専門職であることでした。彼らは医療のことをほとんど学んでいないにもかかわらず、チームのメンバーはそれをあまり意識せず最初から医療人として対応したので、非常に苦しんだということでした。これは、私の認識が中途半端だったことが原因だと思われます。

病院に勤務する管理栄養士、社会福祉士、介護福祉士、あるいは歯科衛生士は、医療という新しい場で、どのように自分たちの足場を固め、役割をしっかり果たしていくか、とても苦労してきたことと思います。いま彼らは、病院開設一〇年目で当院では違和感なくチームの一員として頑張ってくれていますが、その陰には、彼らを医療人にしていくための教育・環境づくりに苦労した臨床部の上層部のメンバーの大変さもあってのことだと感謝しています。まだまだこれからも課題は山積みです。

チーム医療

一口にチーム医療といっても、質の高いチームを作っていくのは非常に難しいことです。もしかしたら、永遠のテーマかもしれません。ただ、少しでもよいチームを作るために基本となるルールみたいなものがあると思います。それは、

・それぞれの専門職は自らの知識や技術を磨くこと（プロとしての条件）
・それぞれが専門的見地から評価を行うこと
・カンファレンスで統一した明確な目標に向かって、それぞれの専門職が役割を担い、専門的技術を効率よく提供すること

の三つです。これらがしっかり実行されるためには、チームにはマネジメントが大切です。いずれにしても多職種がかかわるわけですから、まずその前提として大事なことは、

・共通言語を用いること
・情報の共有化を図ること

そして何よりも大切なことは、お互いに他職種を知り、尊重することです。

チームマネジメントについて

以下に、私が考えるチームマネジメントの役割をあげます（図2－4）。

①それぞれの専門職の知識・能力をチーム全体の目標に結びつける
②互いの専門性を統合する
③異なる言語体系を乗り越え、互いに理解しあうように援助する
④それぞれの専門職の弱みを中和させ、強みや、もてる能力を目標につなげる
⑤チームの成果が組織の成果（理念）に結びつくことを大切にする

これらのことを誰かが意識してマネジメントをしていかないと、皆真面目で熱心に頑張るがゆえに、てんでんバラバラに走ってしまう「烏合の衆」になりかねないのです。どんなに優秀な人でも、チームを壊してはいけない。ましてや患者を一人で支えるなどということは不可能です。だから多職種チームが最高なのです。このマインドを忘れないようにお願いします。

次に、考えていただきたいこと、そして注意したいことをいくつか記します。

看護師とリハビリテーション専門職の関係

理学療法士が、病棟での歩行を禁止したり、何かにつけて看護師に指示を出そうとすることがあります。また、看護師もその指示に従うばかりで、主体性をなくしていることがありますが、

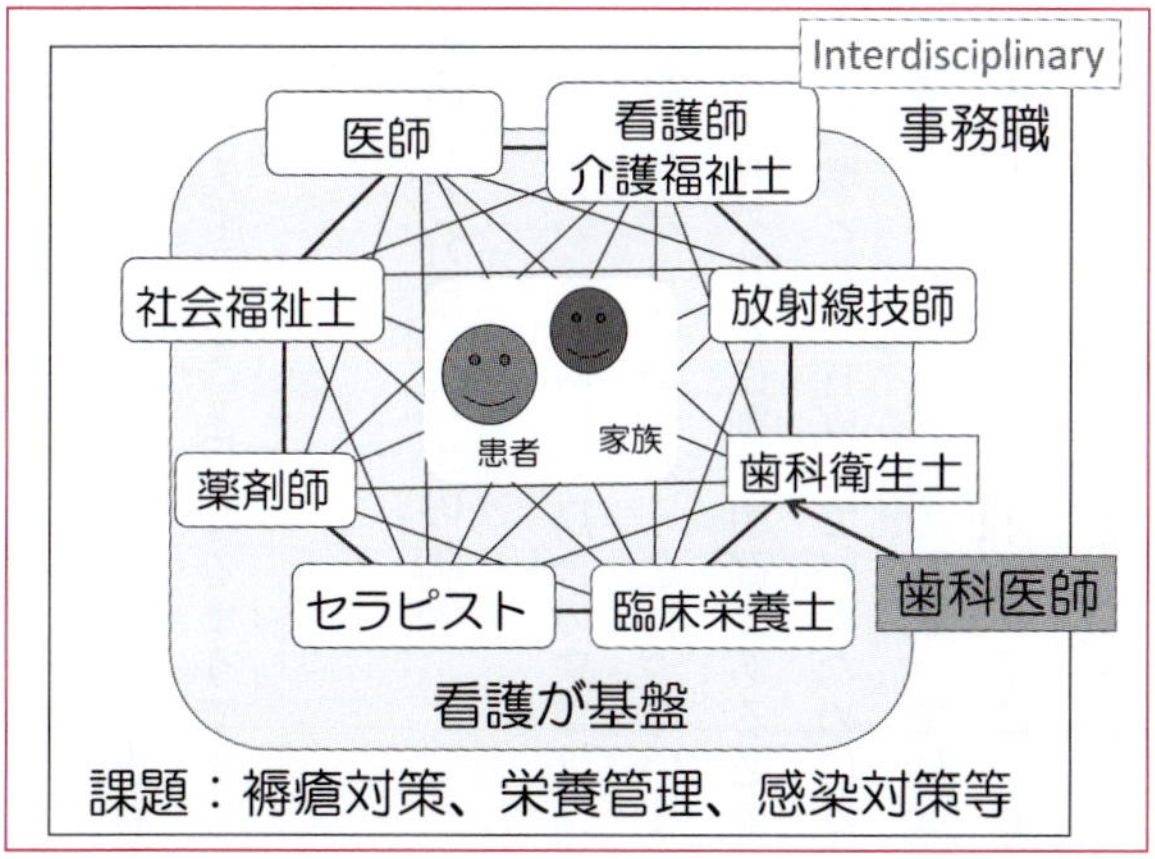

図2-4　目指すチーム構造

これは間違いです。指示を出せるのは医師のみです。看護師は患者の病棟での日常生活機能を見て問題点を抽出し、リハビリテーション専門職に提示する。そしてリハビリテーション専門職は、可及的速やかに、看護から提起された課題に対して専門職として助言・提案することが大切です。

また、私は病棟のナースステーションやナースコールはまったくチーム医療には不向きだと思っていたので、当院では初めからスタッフステーション、スタッフコールとしました。だからどんな職種でも病棟中央のスタッフステーションで電子カルテを開いていたり、情報交換をしたりなどしています。また病室やトイレからコールがあったら、誰でもコールに対応します。時に、リハビリテーション専門職が看護師のことを「病棟さん」と呼ぶことがあります。これもまったくの勘違いです。そんなことを聞くと私は「君も病棟配属された病棟さんじゃないか？」と言います。

《まとめ》

チームをつくるのはなかなか難しいです。常に意識改革を求めていくことが大事な要です。もう大丈夫だと思い、意識改革の努力を怠っていると、いつの間にか、足元から「病棟さん！」とか「看護師さーん、患者さんがトイレに行きたいと言ってますよ！」などの声が聞こえてくることになるようです。

看護師と介護福祉士の関係

よりよいチームは、烏合の衆ではありません。つまり、専門職がチームを構成しても、それぞれがバラバラにかかわりを行っていくと、重要な課題を乗り越えていくことはできません。だから、それぞれの役割が明確である必要があります。初めて病院でチームの一員となる介護福祉士を専門職として育成していくためには、介護福祉士も明確な役割をもった存在であることが大切であり、決して看護師の下請けではないことをスタッフに示す必要があります。

議論の結果描いたイメージでは、看護師は、医師との協働によってリスク管理、再発予防、健康管理などを行うことが重要な役割であり、かつ、日常生活機能の改善・向上（リハビリテーション看護）にもかかわります。一方、介護福祉士は、看護師との協働によって家族の不安などを評価する、家族により近い立場です。看護師同様に日常生活機能の改善・向上にもかかわるとともに、家族指導を担っていきます。

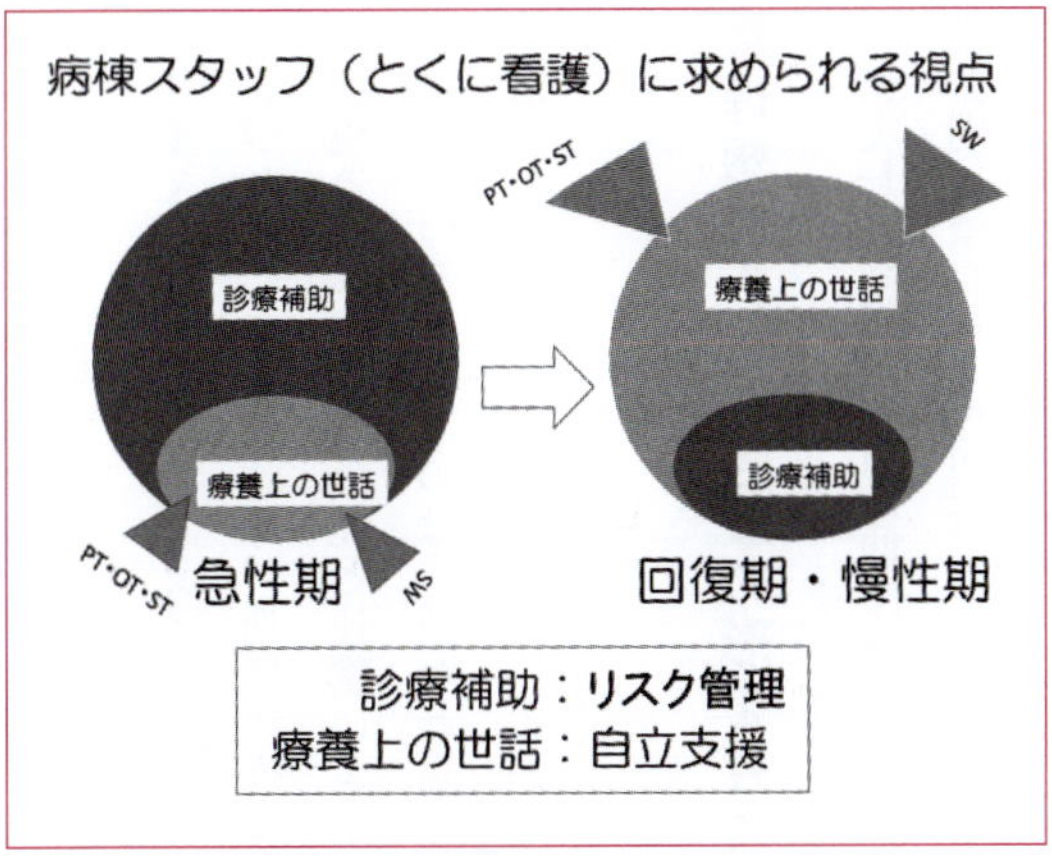

図2-5　急性期と回復期の病棟スタッフに求められる視点

大切なことは、看護師も介護福祉士も、日常生活で援助をする場合には、あくまでも患者の個別性に応じたリハビリテーション専門職の技術を駆使して、自立支援の観点からかかわっていくことです。介護福祉士が、今後より明確な形で自らの世界を切り開いていくことを期待しています。

急性期看護と回復期リハビリテーション看護の関係

急性期（救急）病院と回復期リハビリテーション病棟の看護の違いを少し考察してみます（図2－5）。

看護師は、「療養上の世話又は診療の補助を行う」（保健師助産師看護師法）と規定されています。平たく言えば、診療補助は「リスク管理」でしょうし、療養上の世話は「自立支援」だと思うのです。しかし、急性期では多忙のために診療補助の役割が大きく、療養上の世話は、ややもするとなんでもしてあげるお世話になってしまいがちなのです。ですから、ここにリハビリテーション専門職や社会福祉士がかかわれば、効率よく看護ができると思うのです。

一方、回復期リハビリテーション病棟ではこれが逆になります。回復期では、療養上の世話が明確に自立支援であるし、リハビリテーション専門職やほかの専門職との協働によって質や効率性が高まっていくのです。しかし問題は、診療補助のリスク管理です。卒業してすぐに回復期病院に来ると、どうしてもこのリスク管理にコンプレックスをもってしまいます。ゆとりがあれば急性期での研修なども考えるのですが、ここのところが教育研修としての悩みどころです。

いづれにしても、昨今、地域医療は病院完結型ではなく、急性期医療・回復期医療そして慢性期医療といった機能分化と連携による地域完結型医療の提供体制の構築が重要とされています。私は、この鍵となるのは看護だと思っています。看護師同士が互いの従事するステージの役割を理解し、手をつなげば、本当によい・質の高い連携ができると思っています。

●理想的チーム医療の形を考える

充実した高齢者の急性期医療を考えたとき、高度な専門治療を提供する「臓器別専門チーム」は、臓器別治療を行う専門医と看護師、臨床薬剤師、臨床工学技士、放射線技師、検査技師などのほかに、心臓リハビリテーションや呼吸リハビリテーションを行うリハビリテーション専門職で構成され、クリニカルパスによってそれぞれの役割を担い、その臓器別専門チームの治療を効率的・効果的に支える「リハビリテーション・ケアチーム」が存在することが理想だと思います（図2－6）。このチームは、総合医（リハビリテーション医）や看護師、介護福祉士、社会福祉士、臨

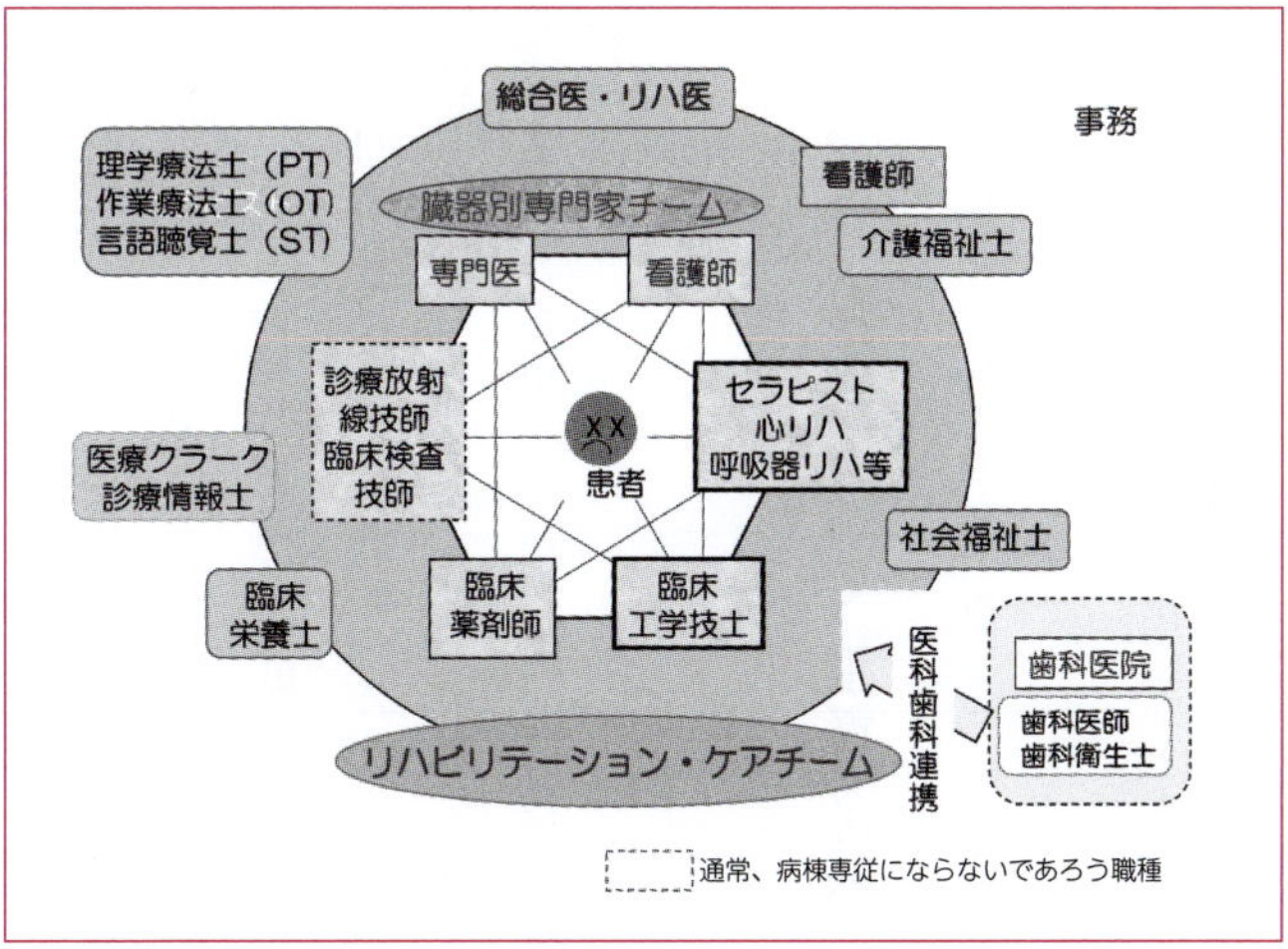

図2-6　高齢者専用急性期病棟における専従チーム像

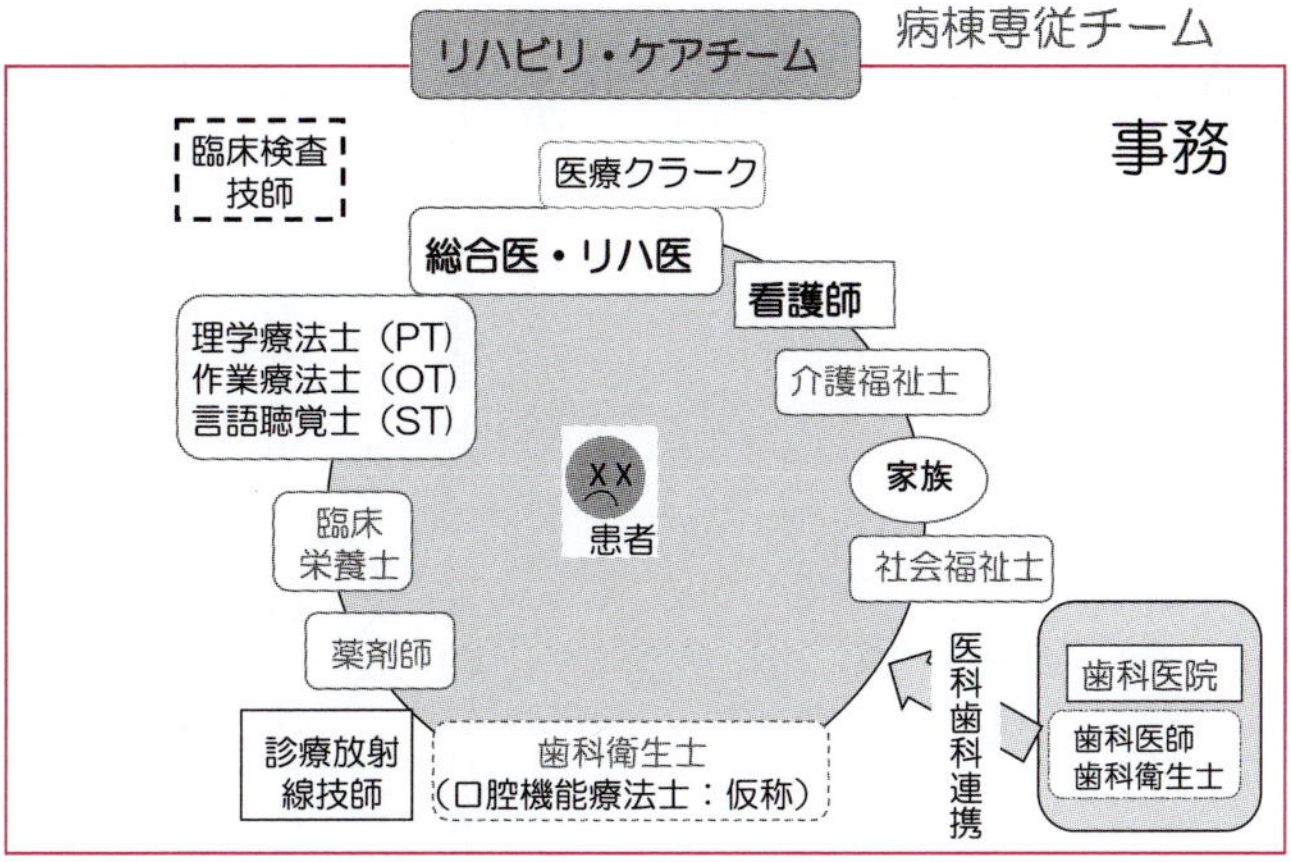

図2-7　回復期リハビリテーション病棟のチーム

床栄養士、リハビリテーション専門職、診療情報士などで構成され、医科歯科連携の下で歯科医師や歯科衛生士もかかわりますが、その役割はあくまでも早期離床、廃用予防、誤嚥対策そして生活の準備（場合によっては再建までも）、退院支援ということになります。また必要に応じて、回復期へのつなぎ（連携）を着実に行う役割を担うのです。

このように整理すると、回復期リハビリテーション病棟でのチームは、まさにこの理想的急性期チームの中心となる臓器別専門家チームがいなくなった形であろうと思うわけです（図2－7）。はたしてこんな時代が来るかどうかはわかりませんが、このようにみていくと、病期ごとに目的が異なるわけですから、従事するチームの目標も異なってきます。地域医療の機能分化・連携の流れのなか、「いかに生活の要素を組み込んでいくか」これが重要な課題だろうと思う次第です。

やっぱり教育が大切で、投資も必要

教育は非常に重要です。そこには、多大なる投資と組織的（教育担当部署）に上級の人材を配することも必要です。

ちなみに当院では、学会出張などの経費も含めて、教育に年間約二〇〇〇万円の予算を計上してきました。教育には次にあげるいくつかの大切な観点が必要だと思っています。

①社会人教育

学校を卒業したばかりのスタッフは、まったくといっていいほど社会性に乏しいことが問題です。接遇を含め、社会のありよう、長崎はどんな所か？ など、新人研修には欠かせない項目でしょう。また、自分の給料がどうやって発生するか（つまり、いまの社会保障制度や医療費など）についても、理解してもらうことが必要です。

②専門職ごとに行う「縦の教育」

専門職として知識や技術をしっかりと習得し、切磋琢磨できる環境づくりも必要でしょう。

③チームの一員としての「横の教育」

④他職種を知ることと同時に、コミュニケーション能力を向上させること

⑤リーダー以上の管理者に対する、マネジメント教育

これらの教育に対する投資（時間的・財政的）はこれからも絶対に必要となります。このことで、人材が育成され、（昨日よりも今日、あるいは以前よりもいまが）少しでも質の高いリハビリテーションサービスを提供できていると言えるように、常に運営・経営面でも努力していくことが望まれます。

何はともあれ、大切なことはパラダイムシフト‥医療観の転換を！

従来の医療観

医療側の認識（これは私が医者になったころは常識だったと思います）

・命を助けたり、臓器の病巣を治療するのが医療
・絶対安静下での治療が当然
・治療中は絶飲食
・医師は全責任と権限をもつ
・医者は必死で新しい治療や検査の技術を習得して、達人を目指す。だから医者は偉い。〝お医者さま〟と言われるのが当たり前の感覚
・看護師は少数で重労働だからケアが行き届かないのは当然。寝たきりはしかたない

患者・家族側の常識

・入院したら寝間着に着替えて、横になる
・たくさん検査をしてもらうと安心（できるだけ高額な特別の機器で）

・病院なんだから、入院したら点滴くらいしてもらうのが当たり前
・主治医に嫌われたらどこかに転院させられるので、嫌われないようにしないとダメ！
・看護師さんはかゆいところに手が届くように世話をしてくれる人（白衣の天使だ！）
・リハビリテーションは、電気を当てたり、マッサージをしてくれること
・入院したら安心なので、できるだけ長く入院させるのがよい病院

いかがでしょうか？　私たち日本人には、このような医療観がいつの間にかついてしまっているのではないでしょうか。医療側にも、また患者・家族側にも。総じていままでの入院医療は、社会生活からの隔絶した環境で、安静・絶飲食下で臓器別専門治療を行うことが当たり前であり、生活などは排除することが常識だったのです。だから、ひたすら「助ける・治す」ために医療側も頑張ってきたわけです。

求められる医療観の転換

ところが、急速に超高齢社会となり、病気は完全には治らないこと、すぐ寝たきりになってしまうなど、入院医療のあり方に大きな問題があることが浮き彫りになってきたわけです。そこで、抜本的な医療観の転換が求められるようになりました。高齢者医療の抜本的体系化を前提としての、パラダイムシフト（古い価値観からの転換）です。

どんなに高度に進歩した専門的治療を提供しても、結果的に寝たきりをつくっては、何のため

の治療かということです。つまり、これからは地域医療のなかに「生活の視点」をいかに入れていくかが求められるのです。これは、いままでとまったく異なる観点です。すなわち、生活の視点を入れ、地域生活に戻るための仕組みづくり、「寝たきりにならない・つくらない」という意識改革が必要です。

そのためには、安静や絶飲食は極力短期間にすること、可能なかぎり早期からリハビリテーションを開始すること、口腔ケアや栄養も大切です。

また、地域医療のあり方も、従来の「病院完結型」から、「地域完結型医療提供体制」に変える必要があります。そのためには、医療機能の分化、連携が重要な課題となります。基盤となるのは多職種協働（チーム医療）の実現であり、医師にはよきコーディネーターとしての役割も求められます。

これからの病院は、地域に開かれた地域密着型のあり方が求められるでしょう。

退院後の地域生活を視野に支援する

急性期医療では、最低限「生活の準備」をすれば、回復期では、効率よく効果的に「生活の再建」が図れるという地域医療の仕組みづくりが必要であり、医療側も、患者・家族も、意識改革が求められます。もはや、入院したり、施設に入っていれば安心ではない時代です。決して医療や介護スタッフが無責任になったわけではありません。高齢者はいつでもどこでも、何が起こるかわからない危険性を抱えているのです。突然の状態の急変や転倒、骨折・頭部外傷による緊急事態はいつでも起こり得るのです。

当院では、一病棟四八床で夜間の看護は四人体制です（これはほかの回復期リハビリテーション病棟よりも多いはずです）。だから、夜間は四八人を八つの目で見ていることになります。高齢者施設では、もっと少ない人数です。入院・入所したら、夜間はどうしても少ないスタッフで勤務していることを患者・家族あるいは一般市民はもっと知るべきです。決して入院・入所が安全ではないのです。誰の責任でもないと思います。高齢者の特性なのです。高齢者は、いつでもどこでも、何が起こってもおかしくないのです。ですから私は、どんなに重度障害がある方でも、ご家族には、「せっかく助かった命なので、一日でもいいから一緒に暮らすことを考えてください。できるだけの応援をします」と伝えます。これが、救急の現場で頑張る仲間（医師や看護師など）の想いをつなぐことだと思うからです。

《まとめ》

パラダイムシフトの鍵を握るのはリハビリテーション医療です。地域医療においては、いかに生活の視点を入れていくかが大きな課題です。そこで、医療の中で唯一生活を専門としたリハビリテーション医療が非常に重要な役割を担うことになるわけです

地域とのつながり：そして第二段階へ

在宅支援リハビリテーションセンター「ぎんや」開設

病院を開設する以前（二〇〇六年）から、通りを隔てたビルの一部を借りて開設準備室を設け、外来診療と訪問リハビリテーションそして居宅支援事業所を開設していました。

前にも記しましたが、当初より回復期リハビリテーション専門病院を開設した目的は、地域のリハビリテーション拠点を作ることであり、病院はその第一段階でした。病院オープンから四年、いよいよ第二段階に入るために、増築を開始しました。それは病院の両隣りの土地を借りる交渉からでした。目的は通所リハビリテーション施設を新規に開設するとともに、訪問リハビリテーションと居宅介護支援事業所を移して、介護保険のリハビリテーションサービスの拠点、つまり地域生活支援の実質的な拠点を作るためです。ところが、玄関に向かって右側にその建物を併設するためには既存の部屋などを別に移さないとどうにもできないという悩みがありました。

ちょうど病院に向かって左側にあった空き地の角に三階建ての個人のビルがあり、老夫婦が住んでおられました。このビルがあるために土地がいびつになってしまい、使い勝手が非常に悪くなっていたのです。

ある日、磯本法人本部長が私の所に来て、

「どうしたものですかね？ 空いてる土地は借りられるところまできたのですが、あのビルがあるおかげで単なる駐車場にしか使いようがありません。それで少しあたってみたのですが、何でも奥様が〝くんち〟が大好きで、ここを動きたくないと言ってるそうなんです」

と報告してくれたときにフッと私の頭に浮かんだのが、「東日本大震災の街の復興、店を一階に、その上に居宅を造る」というテレビ報道でした。そこで私は、ダメもとでこの家主に「病院を増築したいので、ビルが建ってる土地を貸してほしいこと、その代わり、ビルはこちらで取り壊し、病院を増築したらその上に家を建てるのでそこに住んでほしいこと、その間は、こちらで近くにマンションを借りるので、そこに住んでいただき、完成まで待っていただきたいこと」という条件を提案してみるように伝えたのです。

結局、交渉の結果、私たちの提案を受け入れていただきました。

その後増築工事が行われ、「在宅支援リハビリテーションセンターぎんや」（図2－8）としてグランドオープンしたのが二〇一四年三月一八日でした。二〇一九年三月で開設五周年となりますが、二〇一八年一〇月現在、通所リハビリテーション二四四人、訪問リハビリテーション一九四人の利用者数になっています。

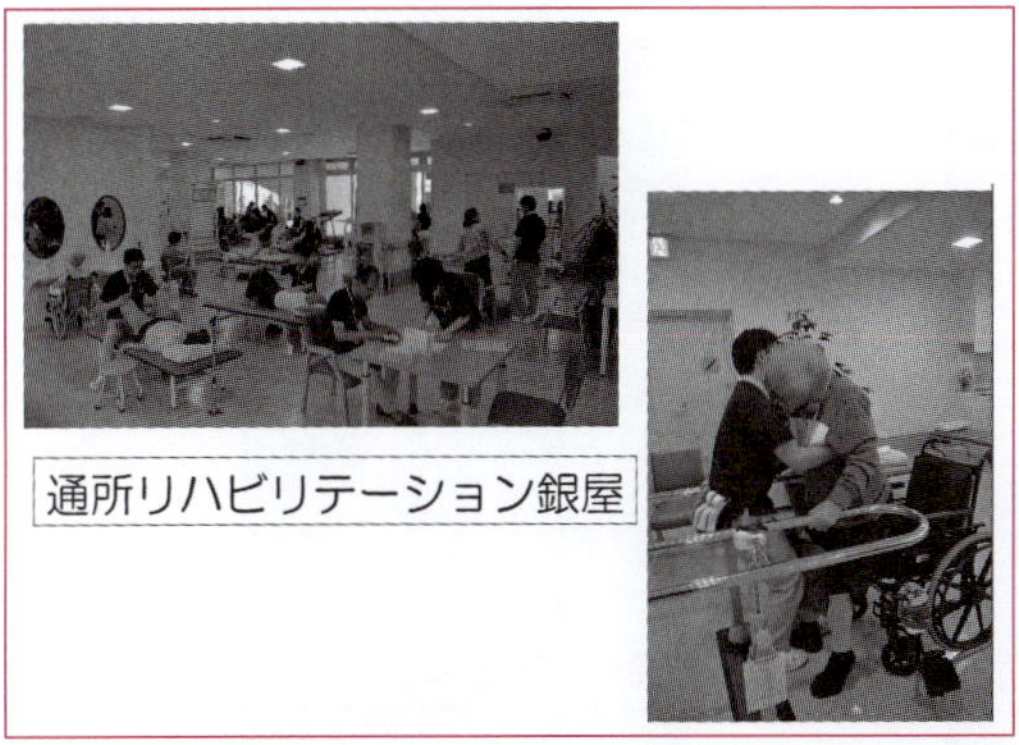

図2-8 在宅支援リハビリテーションセンター「ぎんや」の通所リハビリテーション

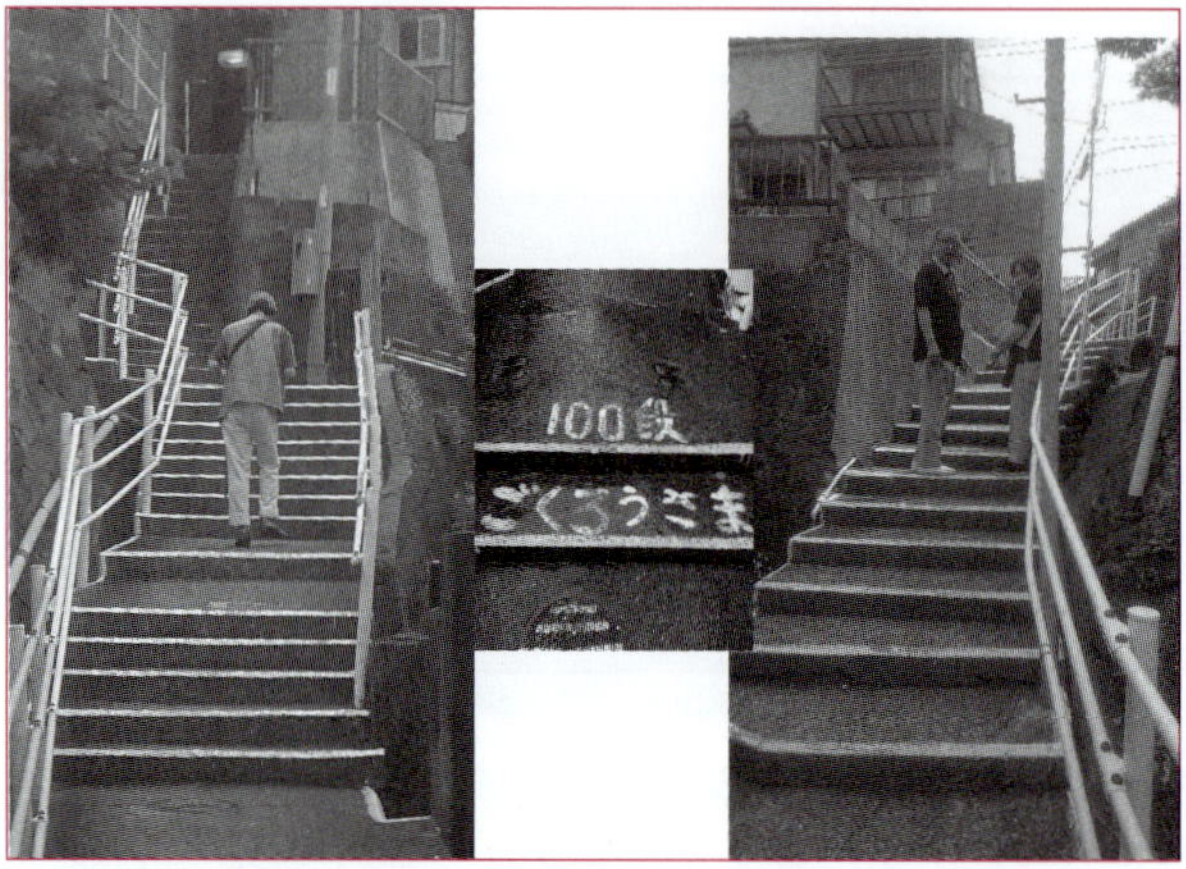

図2-9　長崎の階段・坂道

訪問リハビリテーション

二〇一八年の介護報酬改定によって、「派遣する医療機関の医師が対象者の診察をして指示を出さなければ減算になる（一回の訪問につき二〇単位減）」ということが明示されました。そこで、私とセンター長の松坂先生が中心となり、対象者の家を訪問して診察を行っていますが、大変なのは長崎の環境的特異性である階段・坂道です（図2－9）。実際に訪問して現状の厳しさがつくづく身に染みました。それに、多くが老老介護です。階段の上のほうに住んでいる人にとって、活動や参加などはとても難儀なことです。何とかしなければと思いつつ、この長崎の階段・坂道を昇り降りする車椅子の開発を目指していますが、このようなシステムは、どうやら対象者のみならず、支援スタッフにも必要なようです。一九九七年ころに、私も所属する長崎斜面研究会が長崎の階段を上り下りする階段昇降機「さかだんくん」

を開発しました。当時はバッテリーもモーターも重かったのですが、いまは、おそらくもっと利用しやすいものができると思っています。

いずれにしても、訪問リハビリテーションの指示医としての三カ月ごとの診察は、医師不足の状況では実行していくのはとても厳しく、医師の働き方改革にも相反しています。おそらく訪問リハビリテーションサービスの縮小につながる可能性が大だと危惧しています。

●地域リハビリテーション推進部の活動

私たちは法人の理念である地域リハビリテーション活動を着実に実践していくために法人本部に「地域リハビリテーション推進部」を設置して、種々の活動を行っています。

その活動の軸には三つの柱があります。

①集う：患者・家族、利用者、地域住民などが「集う」

・患者・家族会：長崎シャチの会（図2－10）

・多楽福会（図2－11）、喜楽会

②育む：当事者や介護者・周りの支援者などから「学ぶ」

・リハビリテーション・ケア交流会、ふれあい健康教室など

③出る：市町事業やリクエスト講座など外部へ「出る」

・うきうき銀屋体操教室

なお、ふれあい健康教室は、病院開設前の年から毎月一回のペースで開催を継続しています。

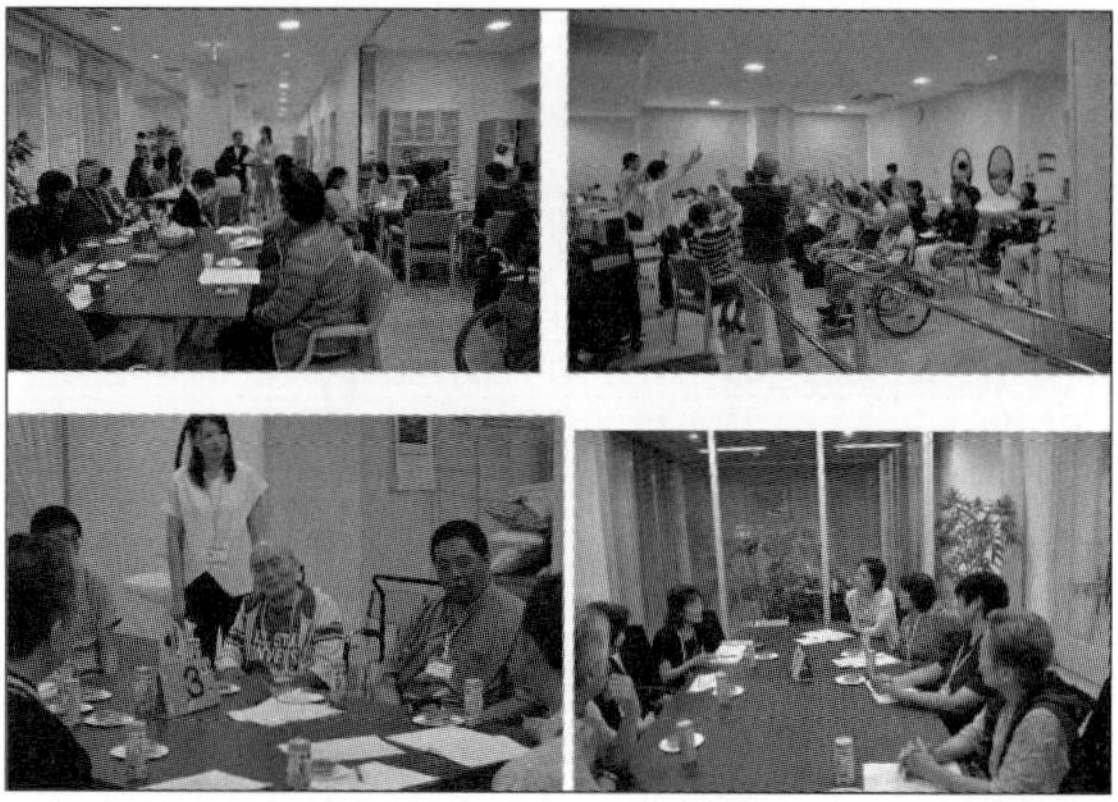

図2-10　当事者とボランティアの集う「シャチの会」

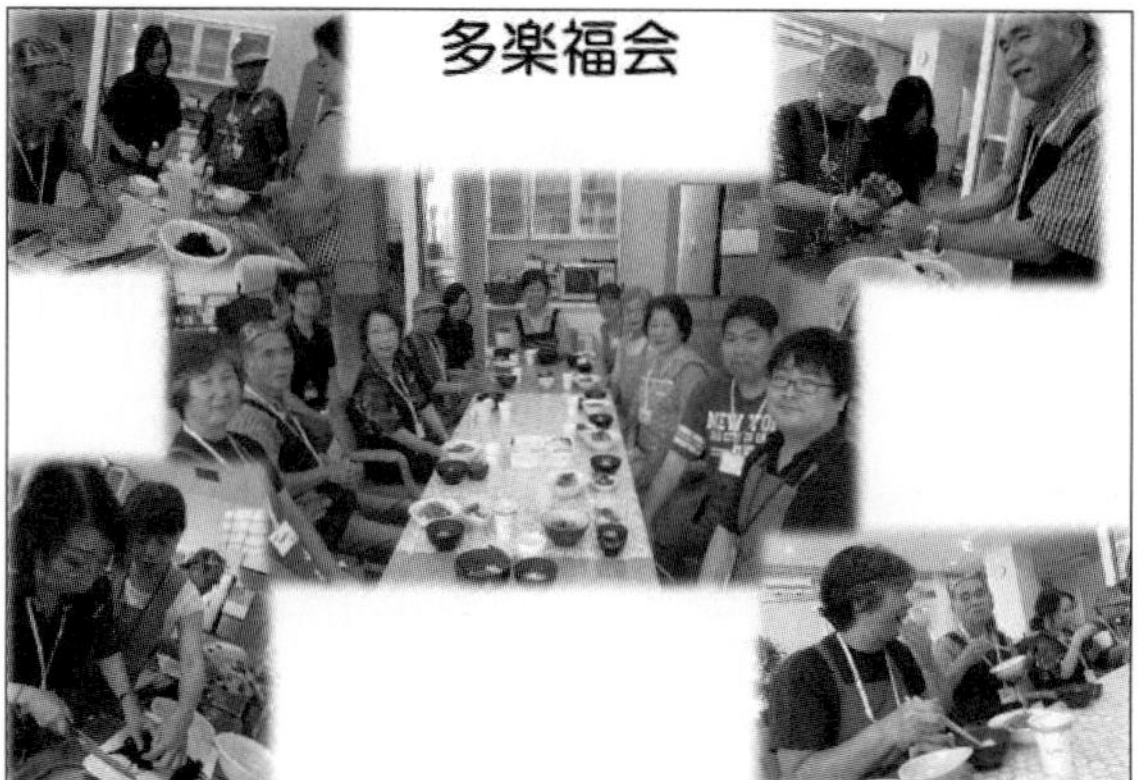

図2-11　当事者を中心に料理や裁縫、習字などを楽しむ「多楽福会」

五島列島からの患者さん、そして五島訪問へ

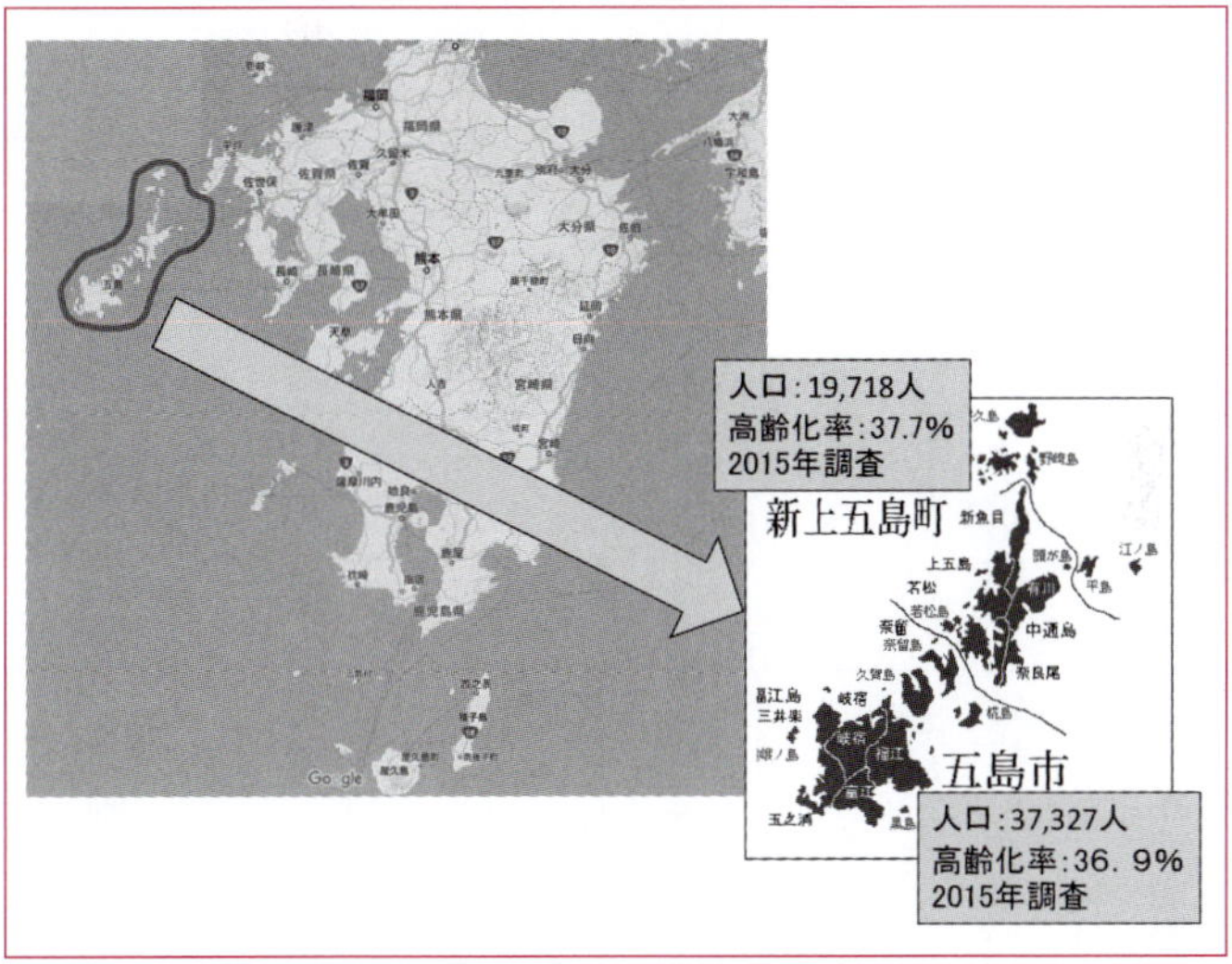

図2-12　五島列島

長崎―五島間交通の便

五島列島は、大きく分けると下五島といわれる五島市と上五島といわれる新上五島町、その他の島々になりますが、長崎の大波止港から五島市の福江港まではジェットフェリーで約九〇分、そこからさらに新上五島町の奈良尾港までは約三〇分（ちなみにフェリーだと長崎―福江間が三時間一〇分、福江―奈良尾が一時間以上かかります）。

二〇一五年の国勢調査によれば、五島は急速に人口減少、高齢化が進んでいます（図2―12）。長崎県内でも非常に高齢化率の高い所です。

○新上五島町（人口：一万九七一八人、高

齢化率：三七・七％）
○五島市（人口：三万七三二七人、高齢化率：三六・九％）

●五島列島の医療・介護の実情

介護保険認定審査について

長崎リハビリテーション病院を開設してしばらくしてから、困ったことが起こりました。それは離島（五島列島）からの患者さんのことでした。

五島列島には、回復期リハビリテーション病棟を有する病院はありません。そもそもリハビリテーション専門職が少ないのです。そのために、当院に紹介入院されるのですが、退院前に、介護保険認定を得る手続きについて五島市役所に問い合わせをしたら、「認定調査のためにわざわざ五島から船で長崎まで出向くわけにいかない。退院してきたら二週間以内に認定が下りるようにするから、そのまま退院させてくれ」ということでした。

こちらとしては介護保険サービスなどの調整も含めさまざまな手続きを退院前に終わらせることを重視していたために、交渉を重ね、五島市が長崎市に介護保険の認定調査を委託した形で実施されることになり、退院前に保険認定が下りるようにしていただきました。このことで、退院前に現地ケアマネジャーや地域包括支援センターとの情報交換が着実に可能となり、介護保険サービス内容の提案などもスムーズにいくようになっています。

長崎県上五島病院（急性期病院）との退院前カンファレンスの工夫

長崎県で運用されている「あじさいネット」のテレビ会議システムを二〇一八年より利用して、紹介先病院である長崎県上五島病院との間で退院前カンファレンスを実施しています。長崎県上五島病院からは主治医・看護師・社会福祉士・理学療法士・ケアマネジャー・サービス事業所・近隣診療所かかりつけ医・家族等が参加します。こちらからは、主治医・看護師・リハビリテーション担当者（理学療法士（PT）、作業療法士（OT）、言語聴覚士（ST））、社会福祉士（SW）等、そして本人が参加します。

時間調整など準備に時間がかかりますが、担当する医師も参加し、直接顔の見える情報交換が可能であり、また本人・家族も立ち合うことができ、患者側からは、「非常に安心した」との感想が聞かれます。離島だけでなく、長崎市内のかかりつけ医ともこのようなカンファレンスができれば、との感想も出ていました。

困難な入院中の家庭訪問

当院では、通常、患者さんが入院したら、五日以内に初回自宅訪問を行い、入院中に、退院一〜二カ月前の退院前自宅訪問含めて二〜三回は家庭訪問を行うようにしています。しかし、五島の患者さんの場合には、自宅があまりに遠方のために入院中の家庭訪問・家屋調査は困難なことから、家族に家屋の内外の写真を撮っていただいたり、家屋の詳細な間取りなどの図面を描いてもらうなどのいろいろな工夫をしています。

五島からの患者実績

病院開設から二〇一七年一二月三一日までの間に退院した五島の患者さんは二八四人でした。これらの患者さんの紹介元をみると、五島からの直接紹介が五一%、そして長崎県の離島医療の拠点ともいえる独立行政法人国立病院機構長崎医療センターにドクターヘリで救急搬送され、急性期治療が終わった患者さん（ほとんどが脳卒中）が三〇%でした。またこれら入院患者さんのうち、自宅退院となったのは七五%、施設が七%でした（図２－13）。

　五島の方は、長崎市内に子どもや親戚が住んでいることが多く、若い人は長崎市内で働き、老夫婦が五島に残っているという例が多くあります。ですから、退院先が長崎

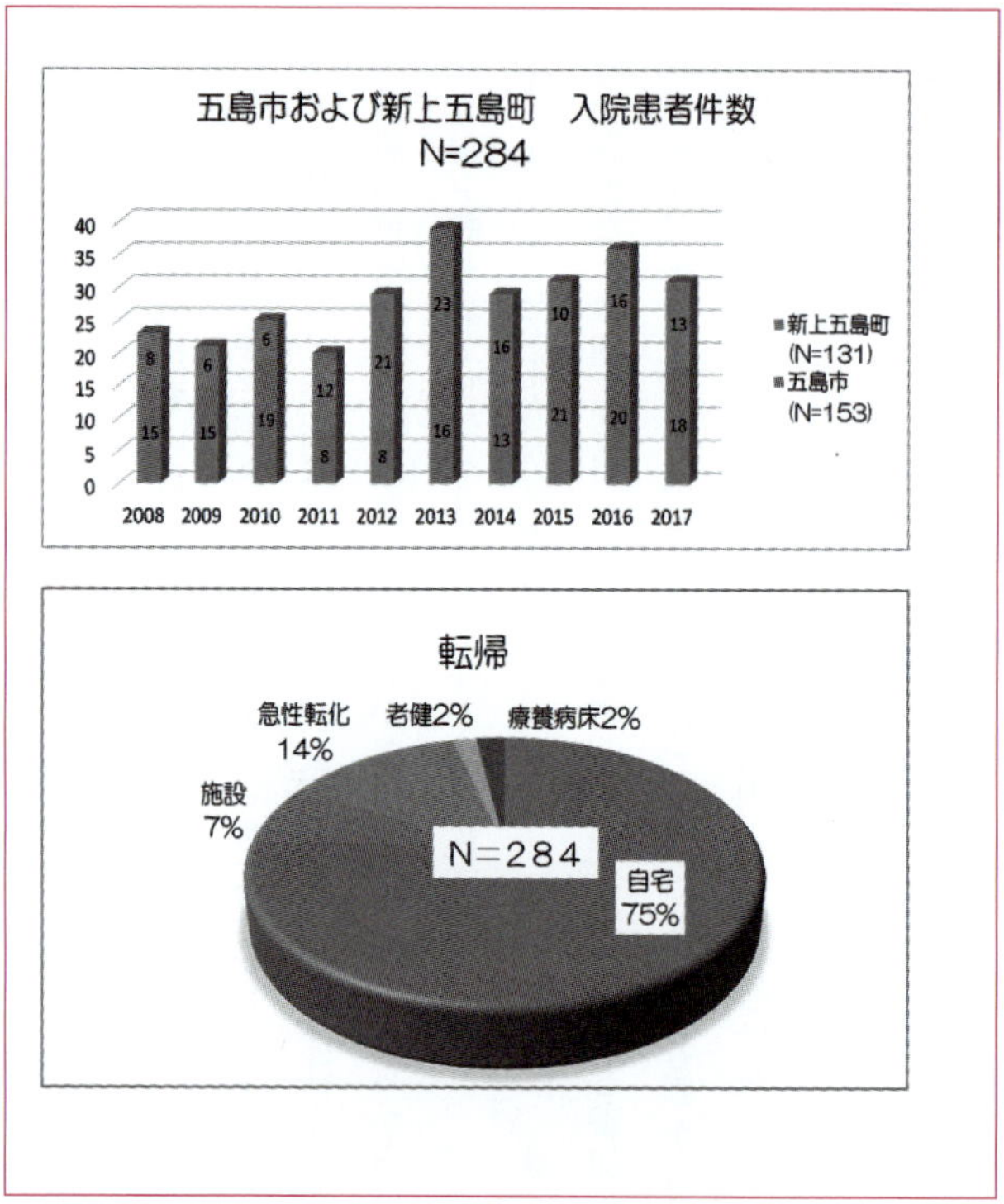

図2-13　五島から当院への入院患者数と転帰

の子どもの所、あるいは長崎市内の施設ということはよくありますが、患者さん本人は、やはり住み慣れた島に帰りたいようです。概して離島や中山間部（これは高知の近森リハビリテーション病院での経験ですが）に暮らす高齢者は、やはり住み慣れた所に戻りたいという気持ちが強いようです。

また、島で暮らしている家族からも、「連れて帰りたい」とよく言われます。長崎市内のご家族ほど、自宅退院は難しい気がします。もちろん斜面住宅地での老老介護を見かねて、子どもが親を施設に入れるという決断を下されることもありますが、これは単なる家族のありようの違いでしょうか？　それとも近所付き合いなど、生活のゆとりや空間的広さの違いからくることでしょうか？

●年一回の退院後五島列島訪問

五島からの患者さんが増えるにつれ、行政や急性期病院そして介護保険サービス事業所（訪問看護やケアマネジャー、施設など）との顔の見える連携とコミュニケーションの構築のために、二〇〇九年から毎年夏に、二泊三日で総勢約二〇人の訪問部隊を引き連れて、五島訪問を続けています（図2－14）。

初日は福江に行き、まず私たちは一年間に紹介いただいた患者さんの経過などの説明に、五島中央病院（村瀬邦彦院長）を訪問、その後は訪問看護ステーションに行き意見交換を行ったりしますが、ほかの職員はそれぞれ三～四人のグループに分かれて、レンタカーで退院患者さんの家

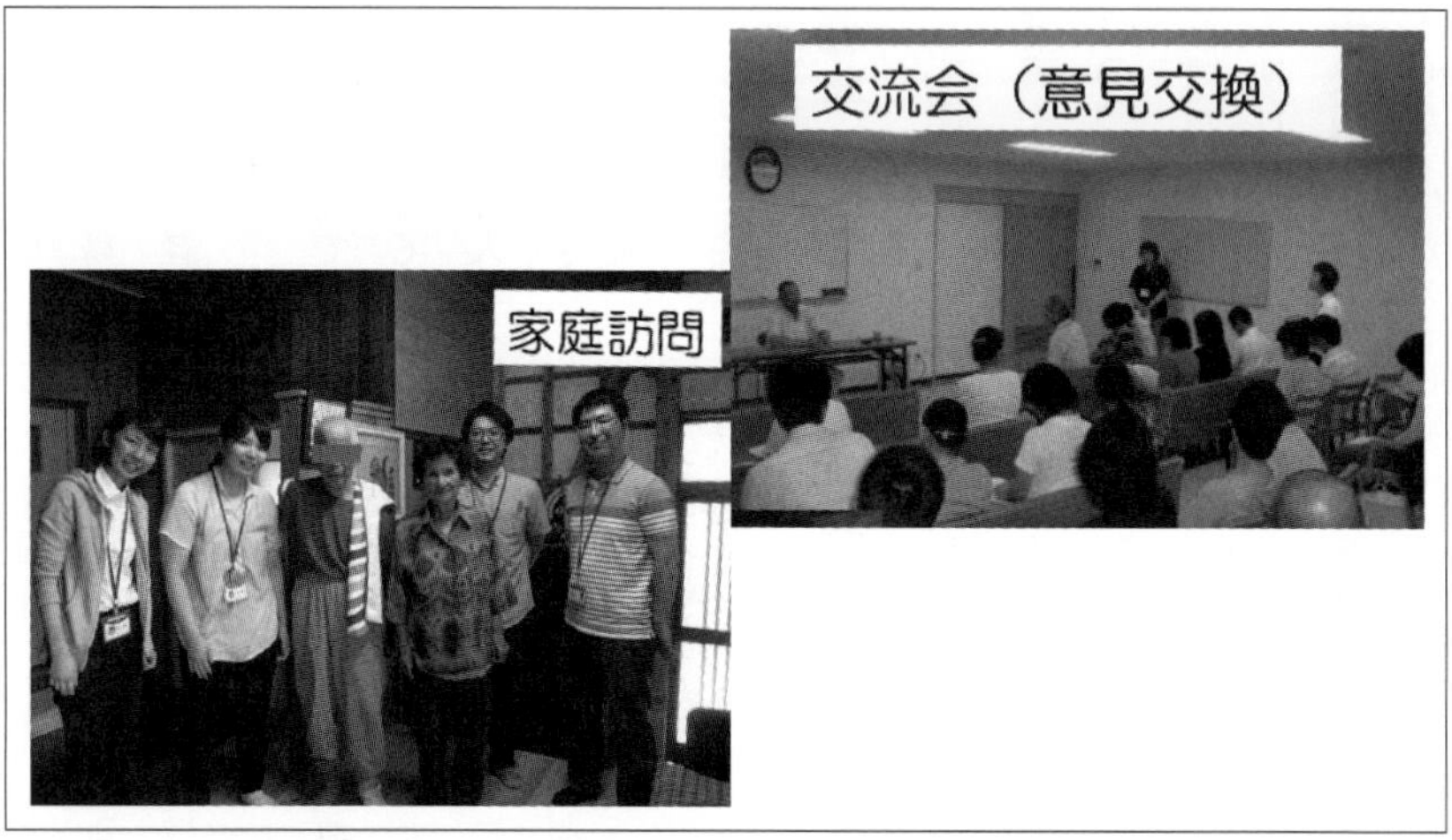

図2-14　五島訪問

を訪問します。そして、夕方からは地元の介護保険事業者の方々や市の職員の方々を交えて意見交換と懇親会を行います。

翌日午前中には家庭訪問後に船に乗り、新上五島町に渡り、上五島の患者さん宅を訪問、長崎県上五島病院で八坂貴宏院長や若手の医師・看護師・リハビリテーションスタッフを交えて事例検討会を行います。もちろん、その後は懇親会です（飲みニケーションは大切です）。そして、三日目の昼過ぎには長崎に戻ります。

この五島訪問の狙いは、スタッフに退院後の生活を確認することで入院時のかかわりを振り返ってほしいということと、長崎市内の生活と離島での生活の違いを知ってほしいという思いからです。スタッフが共通して言う感想は、患者さんが元気だということです。入院中とは別人のように明るく、地域社会の一員として生活している姿は感動です。ご家族もたくましく、また隣近所の付き合いも濃厚で、互いに支え合うという意識がしっかり存在していることに感激して帰ってきます。このことはわれわれ法人の理念である「地域リハビリテーション」に通じることであり、これからも続けていきたいと思っています。

近い将来、それぞれの病院にリハビリテーションスタッフをローテーションで派遣したり、訪問リハビリテーションのサテライト施設を開設することができれば、少しでも離島でのリハビリテーションの発展に寄与できるのではないかと思っている次第です。

●ある患者さんの紹介

怠け者の介護じょうず

Iさん（五四歳・男性・設計事務所経営）は、二〇一一年五月、心臓発作を発症、心肺停止後蘇生し、集中治療管理後に低酸素脳症の診断で、約一カ月後に遷延性意識障害・全介助の状態で当院にリハビリテーション目的で紹介入院となりました。入院時は、かなり重度の障害でしたが、スタッフのみんなのかかわりによって、車椅子姿勢もしっかりし、嚥下訓練食によって、水分摂取が不十分のときに管を使用するくらいで経管栄養からも離脱。コミュニケーションは不可能でしたが、開眼時間が長く続くようになりました。妻への介護指導を徹底して行い、二〇一二年三月に新上五島町の自宅に退院となりました。

Iさんについて紹介したいのは、ソーシャルワーカー（SW）Yさんのかかわりと、Iさんの奥さんの変化です。入院当初、奥さんはとても現状を受け止める心理状況になく、動揺が強くパニック状態であったために、入院早期の段階から、「退院後の方向性やそのほかの相談を行うことは不可能」とYさんは判断したのです。というのも、入院当日、奥さんは「自分のことが何もできないいまの主人の状態では家に連れて帰ることはまったく考えられません。だって、私一人しか、家にいないのですよ。介護なんて経験もないし、とても無理です」と非常にかたくなに拒絶していました。しかし、そう言いながらも一方では、「できるだけ本人らしい生活ができる施設に入れてほしいです」と望んでいました。

そこでYさんは、リハビリテーションチームのメンバーとも相談し、まずは奥さんとの信頼関係を構築することを重視し、じっくりと時間をかけて相対したうえで、最終的には悔いのないように、奥さんがしっかり現実を認識して自己決定ができるように支援していくことを方針として確認したのです。

それからしばらくして、Iさんに少しずつ変化がみられるようになってきたこともあり、奥さんは徐々に気持ちが落ち着き、前向きな話ができるようになってきました。そこで、今後のことに関して十分な検討ができるよう、ひとまず現実を知っていただくために、県内の施設を紹介して、「ぜひ見に行ってこられたらどうですか」と問いかけをしたのです。これを機に奥さんは、いろいろ施設を見て回られました。そして、Iさんの入院から約四カ月が過ぎたころには、「施設では自分が考えているような夫の生活の維持は不可能だ」ということを実感されたようでした。

このころから非常に前向きな話が多くなり、積極的に、またとても熱心に介護指導に応じるようになり、経管栄養の方法をはじめとした介護方法をしっかり、かつ、きちんと習得されました。

そのような情景を見ていたスタッフからは、「奥さんが介護に疲れて在宅生活はそう長く続かないのではないか」という意見も出るくらいでした。住宅改修・訪問看護などの在宅支援サービスの手配をし、基幹病院である長崎県上五島病院にかかりつけ医をお願いして自宅退院となりました。

退院後の初めての夏、恒例の五島訪問のときにIさんのお宅を主治医のM先生とともに訪ねました。まず驚かされたのは、奥さんの前向きな姿でした。そして何となくですが、Iさんも奥さんの言うことがわかるような対応をされたのです。

「ねえ、おとうさん。ほら、ちゃんと口を開けてごらん!」と奥さんが言うと、口を開ける。そして奥さんが口にスプーンを持っていくと、ご飯をモグモグと咀嚼して食べたのです。入院中は、介助してゆっくり時間をかけて嚥下食を何とか食べられるようになっていましたが、自宅ではすごく力強い食べ方で、ムセることもありませんでした。奥さんいわく、

「何か食べられそうな感じだったのです。それで、彼が好きなお肉を口に入れたら、ちゃーんと噛んで食べたのですよ。もう、『やっちゃえー』です。食べられるんですもの」

入院中、スタッフの介護指導に対して、あれだけきめ細かく、そして神経質なくらいに質問したり、練習をしていた人が、時にはIさんを一人にして、近くのプールに行ったり、ピアノ教室のレッスンをしたりして、自分が楽しむ時間もしっかり確保して介護をしている姿に、感動・感激しました。いまでは、奥さんは上五島町の福祉関係の委員をしたり、積極的に介護の世界にかかわっていらっしゃいますし、同じように重度障害のご主人を介護している方と仲よくなって、情報交換したり、五島からIさんを連れて長崎まで出てきて、その方と病院で待ち合わせしてお茶をしたりしています。

私はよく、Ｉさんの奥さんを「怠け者の介護じょうず」と言っています。Ｉさんの奥さんは、いまではまさに「介護の達人」となられていますが、訪問したときに、「家に戻って半年くらいして、やっと肩の力が抜けて介護できるようになったんです。本当に、連れて帰ってよかった！」とおっしゃっていました。Ｉさんは、たとえ重度障害で言葉を発することができなくても、間違いなく家族の一員として生活されているのです。

右片麻痺、失語症の若者

Ａさん（三八歳・男性）は五島市出身で、四国の松山で料理人として働いていた二〇〇五年に、脳内出血（右被殻出血）で倒れました。緊急手術を受けて助かり、右片麻痺と失語症のためにリハビリテーション専門病院で回復期リハビリテーションを受けた後、二〇〇七年五月に、故郷の五島市の母親の元に戻ってこられ、民宿を営んでいる母親と二人暮らしをしていました。いろいろな福祉サービスを利用していたそうですが、最近、対人関係がうまくいかなくなり、通っていた授産施設でのトラブルが増えたため、ほとんど閉じこもり状態となって孤立化しているので何とかならないか、と担当ケアマネジャーから相談がありました。それが二〇一五年一一月ですから、発症からもうずいぶん経過した慢性期の状態でしたが、少しでもお役に立てばということで、母親と一緒に当院の外来に来てもらうことにしたのです。

Ａさんの障害は右片麻痺と失語症で、歩行は自力で何とか独歩できるようになっていました。しかし、右上肢は廃用手であり、こちらの言うことはほぼ理解できますが、思ったことが言葉になりにくい、運動性の失語が強い状態でした。外来で話をしていると、母親がとてもしっかり者で、息子がかわいそうだという思いが強く、何でも彼のためにやってあげるという状況でした。私が患者さんに質問すると、本人は何とか自分で答えようとしているのに、待ち切れずに話の途中で横から答えてしまうのです。それがあまりにもひどかったので、私はたまりかねて、「お母さんは黙って！　本人に聞いているのですよ！」と叱ってしまったくらいです。一番の理解者であるはずの母親が、息子を「障害をもってしまって不憫な子・可哀想な子だ」という気持ちが募り、何でもしてあげ、本人は家での役割が何もない状況になっていたのです。

Ａさんの希望を確認すると、週に一回でもいいから長崎に通ってきて、外来リハビリテーションを受けたいとのことでした。そこで、言語聴覚士（ＳＴ）による支援と、作業療法士（ＯＴ）による料理などの練習を指示しました。また、しばらくは母親も一緒に来てもらうように頼みました。そして、外来で母親に、彼が自立し、積極的に社会参加することがどんなに大切なことかを繰り返し、繰り返し話をして、理解してもらうようにしました。そして、彼に何らかの役割を担わせるようにお願いをしました。

私は、外来で会うたびにＡさんを励まし、民宿の掃除を担うようになったり、犬の散歩をするようになったことを共に喜ぶようにしました。彼は、調理練習を行い、彼が作ったものを母親に食べさせることを目標に頑張ることを約束してくれました。そして、自信をつけてもらうこと、彼の能力を理解し、見守ることを母親にお願いしました。

二〇一六年夏、五島訪問で、Ａさんの家を訪ねたときのこと。母親と共に大歓迎をしてくれ、彼が自ら台所に立ち、左手でフライパンを持ってチャーハンを作って見せてくれたのです。そして私たちにご馳走してくれました。とってもおいしいチャーハンでした。彼は、私との約束を果たすことができたこと、役割を担えたことで、とてもいい〝どや顔〟をしてくれました。

どのような障害があっても、あるいは年老いても、家族そして地域社会の一員として何がしかの役割を担うこと（担う役割をもてること）は、その人の存在感を示す（存在を担保する）ことであり、私は地域リハビリテーションの重要な視点だと思っています。人は、他者からその存在を求められることが生きがいであり、至上の喜びではないでしょうか。どんなにタフな人でも、周りの人々から無視され続けたら、耐えられないと思います。時々、外来でおばあちゃんが「わたしゃ、もういつでもよか！　早よう、お迎えが来てほしか！」と言うのを聞きます。これが私には、「ちゃんと自分のことを見てほしか！　寂しくてたまらん！」と聞こえます。

このAさんの例は、失語症の方々が地域社会において孤立しがちな可能性を抱えていることを示す典型例でしょう。何とか周りが理解し、何がしかの役割を彼が担うことができたら、少しでも乗り越えてくれるのではと思ったのです。理解者という応援団が近くにいれば、人間なんて、そんなに軟《やわ》なものではないと思うのです。せっかく助かった命、皆で大切にし、互いに支えあうことができたら、素敵なコミュニティーになると思います。しかしそこには、彼のような障害を理解し、自立を支援するリハビリテーションの視点をもった専門職が必要でしょう。

付記：ちょっと釣り談議

実は、私にとって毎年夏の五島訪問には別の楽しみがありました。それは唯一の趣味である船釣りができることです。この趣味は、救急病院に勤務しているころに、「時には人間らしい時間を過ごせ！」ということで、浜村明徳先生に釣りに連れていかれ、ビギナーズラックでクーラーボックスいっぱいのアジを釣ったのが病みつきになり、本格的に始めたものです。

五島に着いたその日は、患者さんを紹介していただいた長崎県五島中央病院にあいさつに行ったり、スタッフに付き合って退院した患者さんの家を訪問したり、また夕方からは現地の介護保険事業所や行政の方々との意見交換会で話をしたりなどの役割をちゃんと担いますが、二日目の早朝四時半ころ、磯本君と二人で船釣りに行くのです。昼ころで終わるのですが、やはり五島はとてもよく釣れます。

高知から戻ってから始めたのが「ウキ流し」という船釣りです。漁場は世界遺産で有名になった軍艦島の沖合、電動リールを使い、長さ一メートルくらいの浮を波に載せて流すのです。ウキの下約二〇メートルくらいに餌籠が付き、その先約一五メートルに針がついています。ウキを流した後はただひたすらウキの行方を眺めているだけです（殿様釣りですね）。天気がよいと最高で、何となくボーとしながら眺めていると、突然、スポーンとウキが消えるのです。すると慌てて電動リールのスイッチをONにして、七〇メートル以上沖のほうから糸を巻くと、巻いてる途中で竿がグングンと揺れ、糸が引き戻されるファイティングがあります。時には電動リールでも巻き寄せることができないくらいになることもあります。何とかウキを寄せて船に上げたら、必死でウキ下の糸を手繰り寄せます。するとずっしりした重さが手に伝わります。魚影が見えてきます。せっかくかかった獲物を逃がさないように、慌ててタモですくい上げると、大きな鯛が釣れているというわけです。いままでの最高は七八センチメートルの桜鯛（もどり鯛とも言います）でした。

五島で印象深い釣りの一つに「落とし込み釣り」というのがあります。船をアジなどの群れの上にもっていき、針が五本くらい付いた糸を落とし込み、その針にアジがかかるのですが、そのまま海底まで落としていくのです。すると途中で、あるいは底に着いてから巻き上げてる途中で、このアジを狙って大物が食らいつくというもので、よくハマチなどの青物が釣れます。

こんなこともありました。あるとき、疑似餌を使う「鯛ラバ釣り」を初めて経験したのです。疑似餌ですから、きれいなものです。気楽な気持ちで船に乗り、船頭さんの指導でおもりが底に着いたら、ゆっくり上げたり、また下げたりとしていましたが、なかなかコツがつかめない。その間に船頭さんの奥さんはそれなりの大きさの鯛を何匹も釣り上げるのです。何となくうらやましくてボーっと眺めていたら、突然、〝ゴクン！〟と当たりがあり、持っていかれそうになったので、慌ててリールを巻きにかかりました。ところがこのリールが小さいためになかなか巻けません。必死の力を振絞り、三〇分近くかけて何とか巻き上げたら、四六センチメートルの鯛でした。船頭さんがすかさず私にその魚を持たせて記念撮影をしてくれました。私も満足げにニコニコ顔です。後からメールで送りますということで、そのときは、何とまあ！　サービス精神旺盛な船頭だろうと感心していました。そしていつものように宿に戻ったのですが、訪問から戻ってきたスタッフが皆「院長、大物を釣ったんですって！」と言うのです。「えー？　何で知ってるんだ？」と言ったら、訪問先の患者さん宅で「院長が大物を上げたらしいよ！」と教えられたそうなのです。何と、先ほどの船頭さんが漁協に本日の釣果として報告し、それが島の皆に知れわたってたというのです。島のネットワークには驚きでした。その魚はいつものように宿でさばいてもらい、酒の肴にして楽しみました。

五島の魚

五島の人は、「昔は港の中でも大きな魚が釣れたけど、いまはもう港ではダメ。本当に釣れなくなったよ」と言いますが、まだまだ釣り好きにはたまらない島です。何といっても春先の「桜鯛」は大きくて、色も真鯛のピンク色より鮮やかで風格があり、主を思わせるような貫禄があります。五島では、祝い事には何といっても大きな桜鯛がそのままの姿で備えられます（お相撲さんが優勝したときに大きな鯛を持ち上げている場面がありますね）。しかし、食するにはやはり三キログラム以下の大きさがうまいようです。

また、アジは脂がのっている六月から八月の時期には、刺身や塩焼き・煮つけなどがとてもおいしく、私は鯛の刺身よりアジの刺身のほうが好きです。時には四〇センチメートルを超えるいわゆる「根付きのアジ」がかかってきます。普通のアジは集団で泳いでおり、かかるときにはいっぺんに数匹上がってきますが、この根付きのアジは一匹で一定の場所に住み着いているといわれています。子ども連れには岸壁でのアジ子釣りがお勧めです。手ごたえもあり、一度に数匹は上がるのでとても喜んでくれます。夏場の「イサキ」も脂がのって、刺身もさることながら、塩焼きは皮の香ばしさと皮と身の間のうま味

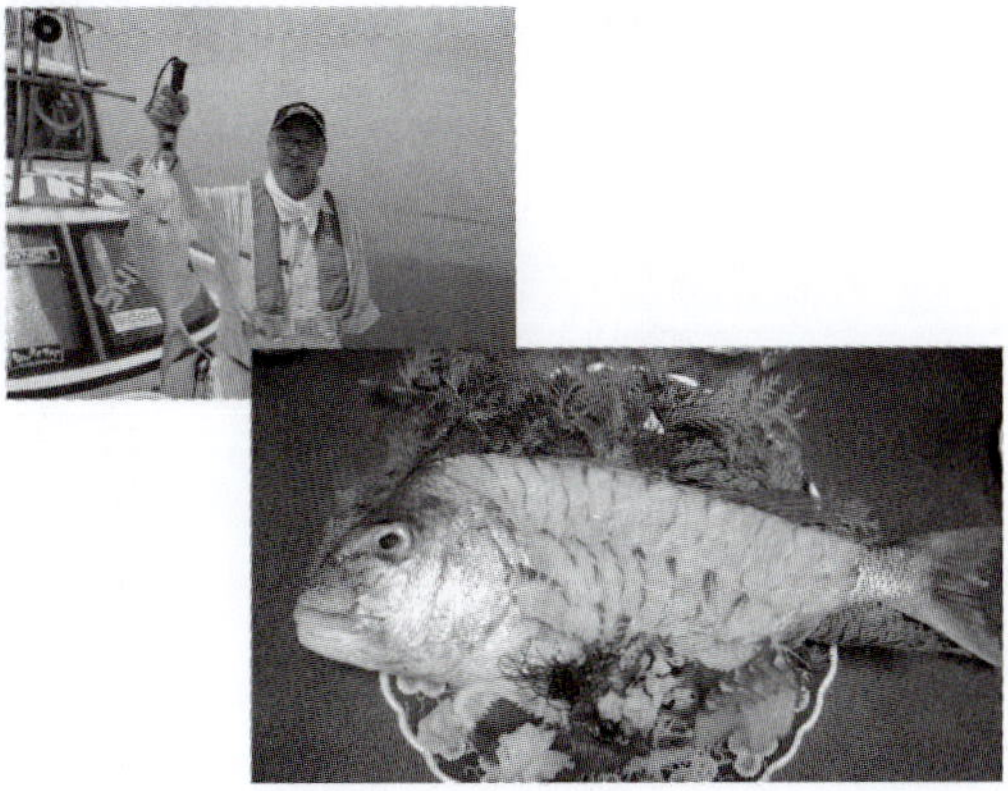

写真：筆者が釣り上げた鯛

成分が調和していて絶品です。このイサキは、アジと鯛とともに長崎県が漁獲量全国一位を誇っています。

また、夏近くになると、尾をつかんだら頭が肘を叩くといわれることから「肘叩き」と呼ばれる大きな「キス」もまれにかかります。キスは通常塩焼きや天ぷらで楽しみますが、この肘叩きは刺身でいけます。キスの刺身などとてもぜいたくなもので、めったに口にすることはできないでしょう。味は淡泊でとても美味です。

冬の寒い時期の「アラカブ」(長崎県で用いられるカサゴの別名で、高知では「ガシラ」といわれています)は、大きなものは刺身(白身がプリプリしてます)、小さいものは味噌汁にします。寒さに震えながら、指が凍りつくような状況で針に餌の小イワシをつけるのも大変ですが、昼に船の上で食べるアラカブの味噌汁とおにぎりは、寒さに耐えたご褒美みたいなもので、格別です。

第3章

地域包括時代こそ〝口のリハビリテーション〟の薦め

いまこそ、医科歯科連携を

医科歯科連携の重要性

昨今、診療報酬上でも医科歯科連携が評価されるようになってきました。最初は、「癌の周術期における歯科のかかわり」が算定対象となりました。すると、あたかも医科歯科連携はこれでなったとばかりの勢いで、「われわれの大学では術前に歯科が診療にかかわるシステムを構築しましたので、医科歯科連携はしっかりできています。収益もアップしました」と自慢げに言われている某歯学部教授の話を聞いて、私はとてもがっかりしたことを記憶しています。私はつくづく、「このレベルで自慢げに話をする大学ではどうにもならないな！　願わくば、地域を掻き回さないでほしい」と思いました。〝診療報酬がついたから院内でのシステムを構築しました〟では、報酬がつかなかったら何もしないということでしょう。実際に何もやられていませんでした。大学とは、本質を追求し、提案していくところのはずですが、いつの間にか巨大民間病院化してしまったようです（これはまったくの愚痴です。すみません）。

本当は、高齢者の肺炎や脳卒中患者に対して、医科歯科連携がもっと積極的に構築されていくべきだと思うのです。高齢者・障害者の口腔衛生や口腔機能の改善は、全身管理のうえでも、また、口から食べることを支えるためにもとても重要です。このことを私に気づかせてくれたのは、「何とか口から食べられるようにしてあげたい」という思いをもって訪問歯科診療にかかわってこられた現場の歯科の先生方です。診療報酬で評価される以前から、高齢者・障害者の《口から食べる》を支援してこられた方々です。幸い、私は彼らから多くのことを学ぶことができ、そしていつのころからか、医科歯科連携が私のライフワークの一つになっています。医科歯科連携の大切さは、「口から食べることを共に支援する」ことにあります。

《口のリハビリテーションの定義と基本方針》

口（くち）のリハビリテーションとは、「どのような障害があっても、最後まで人としての尊厳を守り、『諦めないで口から食べる』ことを大切にするすべての活動」をいいます。

そして基本方針として「口のもつ三つの大切な働き（呼吸・噛んで飲み込む・言葉を作る）を総合的に対処するとして、

①口腔ケアの徹底（口腔衛生・機能）：医科・歯科連携の構築
②栄養をしっかり視野に入れる：栄養管理の実施
③廃用症候群の予防（食事は坐位）：早期リハビリテーションの実施
④徹底したチームアプローチ：多職種チーム医療の実現
⑤救急から在宅まで継続した支援：医療機能の分化・連携

を掲げています。

（栗原正紀『続・救急車とリハビリテーション』荘道社、二〇〇八年参照）

この大切さを教えてくださった歯科の先生方との出会いの一端をご紹介します。

●歯科医師との出会い

角町正勝先生

私に歯科の重要性を強く印象づけてくれたのは、長崎市内で開業されている角町正勝先生です。一九九〇年ころ、私が救急医療に従事していたときからのお付き合いです。歯科医師として「《口から食べる》ことを大切にする」という理念の下で、在宅療養の重度障害の患者さんや寝たきりの患者さんを起こして座らせ、口から食べられるようにかかわっておられました。その姿で、単純に命を救うことに専念してきた脳神経外科医としての私は、自分が歯科医師から支えてもらっていることに気づかされたのでした。そこで、角町先生と一緒に救急医療の場面から何とかしましょうと始まったのが「長崎脳卒中等口腔ケア支援システム」でした〔『救急車とリハビリテーション』（一九九九年、荘道社）で紹介〕。

加藤武彦先生、黒岩恭子先生

次なる歯科医師は、高知の近森リハビリテーション病院に赴任してから出会った加藤武彦先生です。

ある日、横浜での講演に呼ばれたときのことです。講演が終わって会場を出たとき、左片麻痺（短下肢装具）で杖を突きながら近づいて来られる方に呼び止められました。それが加藤先生でした。名刺を渡しながら、

「ちょっと、もう少し話を聞きたい。時間あるでしょう。あそこの喫茶店で話をしましょう」と、こちらの返事も待たないで、先に喫茶店に入っていかれたのです。そして、座るとすぐに、

「あなたが言われた口から食べることの支援、そしてちゃんと食べられる義歯の話はまったく同感です。しかし、なかなかこれが、障害のある方々の義歯を作るのは、普通の歯医者は慣れていないんだよ。だって、ちゃんと、歯医者さんに来れる健常な人しか診たことないのが現実だよ。僕はだから〝加藤塾〟を開いて、入れ歯の製作の指導をして回ってるんだよ」

とおっしゃられました。そのとき私は、「え？　この片麻痺で？」というのが正直な第一印象でした。そして、先生は続けて、

「わかった、高知市内に僕が指導した歯医者がいるから、近森リハビリテーション病院に行くように伝えておくよ」

と言ってくださったのです。

以来、近森リハビリテーション病院には、必要に応じて、歯医者さんが入院患者の義歯の調整などをしに来てくださるようになりました。そして、高知県歯科医師会を事務局とした、「高知県口のリハビリテーション研究会」も結成され、いまなお活動が継続しています。

加藤先生ご本人にも数回高知に来ていただき、ご指導をいただきました。その後、加藤先生から、口腔ケアの大家として黒岩恭子先生をご紹介いただきました。このような経緯から、長崎リハビリテーション病院の建築に際しては、最初から加藤先生のアドバイスをいただき、外来部門に「口のリハビリ室」を作りました。そして、次節にある「歯科診療オープンシステム」を構築しました。

歯科診療オープンシステム

歯科診療オープンシステムの概要

長崎では昔から医科歯科連携が盛んに行われてきました（長崎市歯科医師会と長崎実地救急医療連絡会との協議の結果、一九九七年に「長崎脳卒中等口腔ケア支援システム」（病院等から依頼があれば訪問歯科診療を行うというもの）が構築され、運営が始まりました）。

そこで当院では、開設当初より外来部門に歯科ユニット（治療台）を設置して「口のリハビリ室」を設け、長崎市歯科医師会に相談して、長崎リハビリテーション病院の歯科診療オープンシステムに参画してくれる歯科医師（登録歯科医師）を募集していただくこととしました。連携の窓口は当院所属の歯科衛生士が行うこととし、オープンシステム運営委員会（登録歯科医師の代表数名と当院医師・看護師・歯科衛生士・言語聴覚士等で構成）を設置して、研修会の開催、調査そして種々の課題解決を行っています。

ちなみに、この歯科診療オープンシステムの会費は年間一万円ですが、その使途は運営委員会で決められ、病院は歯科診療に関する報酬はいっさい受け取っていません。

入院患者に関しては、病棟担当の歯科衛生士が口腔衛生・機能について、看護師や言語聴覚士と共に専門的な評価を行います。そして、必要に応じて主治医と相談し、登録歯科医に訪問歯科診療の依頼を行います（もちろん本人・家族の了承の下です）。当院には歯科医師が勤務しておらず、当院の歯科衛生士は歯科医師の指示の下での業務ではないことから、残念ながら報酬を請求することはできません。しかし、病院勤務歯科衛生士の存在は非常に有用で、入院時の専門的評価や口腔ケアに関するプログラムの提案、訪問歯科診療時の連携の窓口機能を果たし、医科歯科連携の推進役となっています。

歯科診療オープンシステム構築への私の想い

昨今、訪問歯科診療にかかわる歯科医師は増加してきました（在宅支援歯科診療所など）。とても心強いのですが、気になるのは多職種協働の経験が乏しく、生活を共に支えようという共通認識がなかなか得られ難い歯科医師がおられることです。これは非常に困ります。ただ、このことは歯科医師のみではありません。在宅支援にかかわるすべての専門職の方々が問われるべきことだと思っています。

私の歯科医師・歯科衛生士の方々への願いは、「**多職種チームの一員になってほしい**」ということです。そのためには、他の専門職が何をする職種なのかを知ってほしいのです。そして、カンファレンスで議論ができるように、共通言語を学んでいただきたいと思っています。突然、横から入ってきて嚥下内視鏡を行い、「口から食べられるようになりますよ！」と家族に伝え、当院から訪問リハビリテーションスタッフとして派遣していた言語聴覚士に指示を出して帰っていった歯科医師がおられました。こんなことは、とんでもないことだと思います。しっかりと議論をして方針を決めていくチームのルールを逸脱した行為です。まさか、口腔内が不衛生になっている状況で、嚥下内視鏡や嚥下造影を行うような歯科医師はいないだろうと信じていますが、まずはチームの一員としてカンファレンスに参加することからでしょう。どんなに優秀な技術をもっていても、チームを壊すような人はご遠慮いただきたいものです。

もう一つは、「**生活機能の改善・向上を図り、共に支えよう**」ということです。生活を支えるためには総義歯はとても重要だと思っています。しかし、在宅療養の患者さんの多くは、脳卒中片麻痺などの後遺障害があります。それまで診療所の中だけで健康な高齢者の診療にかかわっていた歯科医師にとって、突然このような患者の総義歯の調整をするというのは、とても難しいことと思います。ややもすると、患者さんの身体を起こしていいものかどうかも判断がつかず、ベッドに寝かせたまま調整をすませて、後から義歯が合わないと苦情が出たり、かかりつけをほかの歯科医師に代えられたりすることもあるかもしれません。これらのことは私のつたない経験から察することですが、だからこそ、歯科診療オープンシステムを構築したのです。

まずは、当院のようなリハビリテーション病院に積極的にかかわっていただき、多くの専門職と会話をし、そのうえで患者さんを診ていただき、いろんな経験を積み、そして在宅歯科診療にかかわっていただければ、真に「生活を支える歯科医療」に寄与できると思うのです。

義歯調整の技術指導の発展を望む

歯科診療オープンシステムを始めてから約一〇年が経過し、登録歯科医も一七名になっています。訪問歯科診療の依頼のなかでもっとも多いのは義歯（入れ歯）の調整です（表3－1）。一般的に依頼件数が多い口腔衛生指導の依頼が少ないのは、院内歯科衛生士や看護師がしっかりと

表3-1　歯科診療オープンシステムにおける歯科医訪問件数と診療内容

	訪問回数		カンファレンス参加	診療内容			
年	延数	延件数		義歯関連	う歯	歯周病	口腔機能
2009	395	1,081	35	268	104	82	7
2010	476	1,397	28	343	116	107	0
2011	470	1,393	20	303	131	81	9
2012	515	1,415	5	369	108	102	27
2013	447	1,175	3	285	129	52	13
2014	457	1,170	8	320	101	40	2
2015	465	1,138	21	322	112	40	8
2016	434	1,086	11	330	86	49	1
2017	412	997	12	303	117	77	2

登録歯科医数：17名（2018年9月現在）

口腔ケアを行っているためです。

　歯科医師との長い付き合いのなかで初めて知り、驚いたのは、義歯の製作があまり得意でない歯科医師がおられるということです。私は、歯科医師であれば誰でも当たり前のように入れ歯が作れるものと思い込んでいました（これって私だけでしょうか?）しかし、考えてみれば、歯科でも、歯周病専門、小児歯科専門、歯科口腔外科、補綴《ほてつ》科等と、専門分野が分かれているのです。補綴科こそが義歯の専門分野だそうです。ほとんどの歯科医師が障害者（まして回復期）の口を見たことさえないかもしれないのです。補綴科の先生もまた同様の現実かもしれません（もしかして、ここは私の認識不足かもしれませんので、言い過ぎがあったら、誠に申し訳ありません）。

　回復期では麻痺が改善するにしたがって、咬合（咬み合わせ）も変化するのです。そこで、当院では、総義歯製作の大家である加藤武彦先

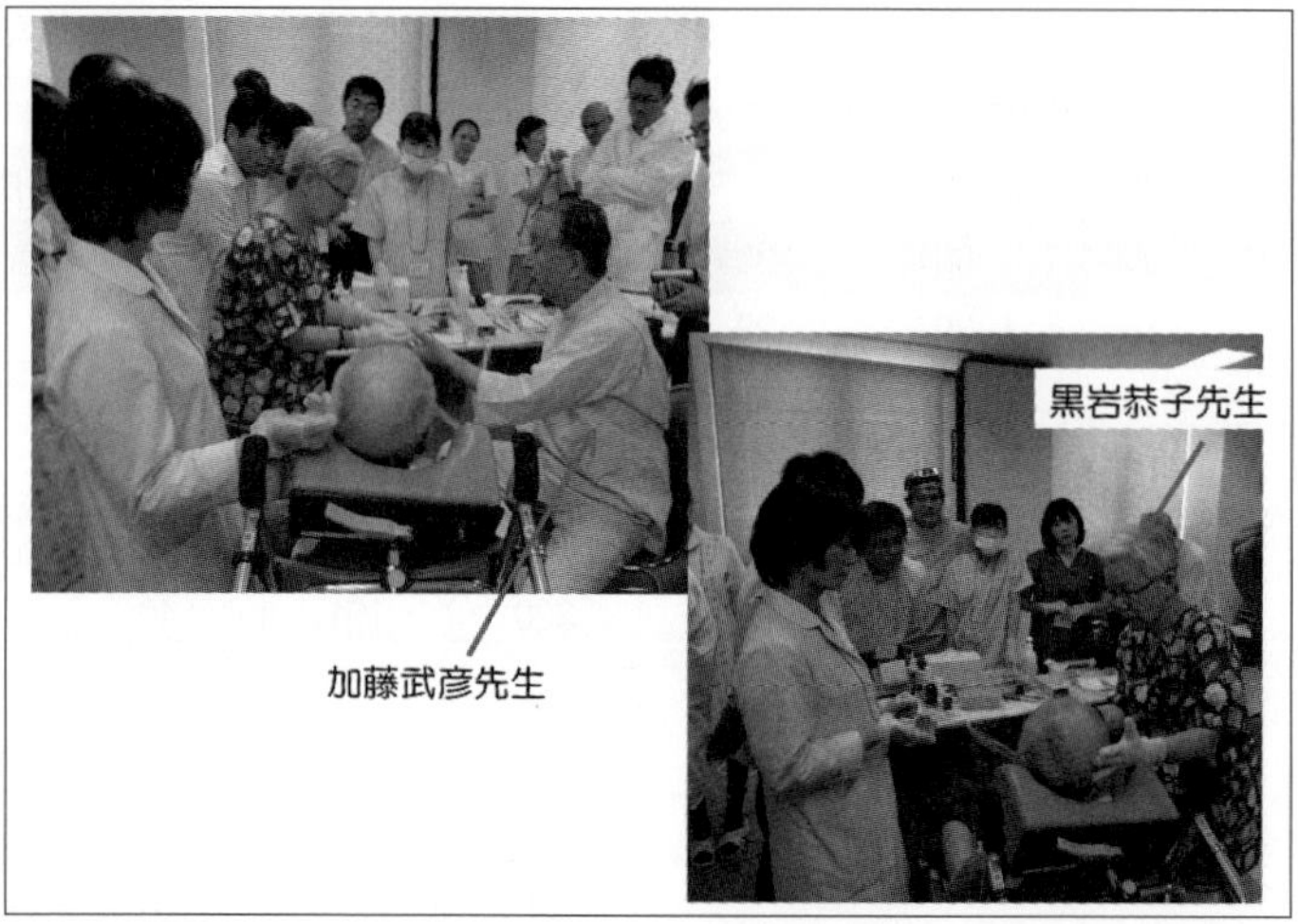

図3-1　登録歯科医師等の実技研修（義歯調整と口腔ケア）

生や河原英雄先生に来ていただき、歯科医師向けに総義歯製作に関する実務者研修会を実施しました（図３－１）。いまでは、それを継承してくださる黒岩恭子先生に月に一回来ていただき、歯科衛生士などのスタッフへの指導・助言を行っていただいています。このときは登録歯科医師が数名、また佐賀県からも歯科医師が来て、黒岩先生について回られます。とても熱心な歯科医師たちです。

私は、自分の診療所を若い息子等に譲るなどして現役を退かれた歯科の先生方に、若手の歯科医師に義歯調整の技術指導をするようなシステムを作ってくださいと訴えています。

コラム：歯科衛生士の進化を応援します

歯科領域では、看護師は歯科医師の指示の下で従事することができますが、残念ながら歯科衛生士は医師の指示で働くようにはなっていません。

「そこで私は、医科と歯科が強固な連携を構築している病院に勤務する歯科衛生士は、医師の指示でも従事できる」といったような（歯科衛生士法の？）改正が行われることを切に期待しています。それは、歯科衛生士の自立と職域の拡大にもつながると信じています。

また、近い将来、歯科衛生士がいっそうの研鑽を積み、「口腔療法士（案）」なる専門職として新たな世界を切り開いていただければと期待しています。地域包括ケア時代、医学界も歯学界も、歯科衛生士の自立と成長、進化を応援しようではありませんか。

さらなる歯科医師との出会い

河原英雄先生、増田純一先生

大分で歯科診療オープンシステムを紹介して数日後に、日本顎咬合学会（二〇一七年七月末現在、会員数八六八一名）の河原英雄先生からお電話をいただきました。「大分で講演を聞いて感心した。ついては、ぜひ学会の理事会で話をしてほしい。それで長崎まで説明に行くので時間を作ってくれ」とのことでした。

後日、河原先生（大分県佐伯市・歯科河原英雄医院）と増田純一先生（佐賀県武雄市・マスダ小児矯正歯科医院）の二人が当院へおいでになりました。私はとても恐縮しました。お二人は、日本顎咬合学会の重鎮だったのです。

それ以来、日本顎咬合学会との交流は続いており、医科歯科連携の構築にご協力いただいております。実は、河原先生はいったん現役を退き、大分の佐伯市で診療所を開いておられますが、そこで新たな挑戦として、障害高齢者の義歯調整に積極的にかかわっておられます。また、若い歯科医師に総義歯の調整に関する指導もされています。

増田先生からは、ややもや病術後の三歳の子どもに構音障害（失行の要素が強いのですが）があり、その成長をどう支えていくか悩んでいたときに、先生のご著書をいただき、小児の口腔の発達・成長に関してご指導いただきました。とても勉強になりました。

内藤　寛先生

世の中にはすごい人たちがいるものです。それを教えてくれたのは前述の加藤先生、黒岩先生です。両先生からの推薦があり、思い立って、スタッフを二人連れて北海道の中標津に行きました。訪ねたのは、中標津総合歯科診療所の内藤　寛先生とそこに勤務する歯科衛生士の吉田亜希さんたちです。内藤先生は、若いリハビリテーション専門職や介護支援専門員、看護師・保健師、介護士などに呼びかけて根室地域ケア研究会を結成し、いまでも後押しをしておられます。また、以前から積極的に訪問歯科診療をしていますが、それが片道五〇キロメートル以上にもなるというのです。冬は雪深く、死者が出るほどの過酷な環境ですが、そこで頑張っている内藤先生や歯科衛生士さんにはとても頭が下がる思いです。いまでは、毎年夏場にスタッフを連れて中標津を訪れ、一日は根室地域ケア研究会で講演をさせていただき、もう一日はとくに障害高齢者の方々の訪問に同行させていただいており、毎年、私の修業の時間・場になっています。

日本リハビリテーション病院・施設協会の方針としての医科歯科連携推進

私は浜村明徳先生から日本リハビリテーション病院・施設協会の会長職を二〇一二年に引き継ぎましたが、いままで以上に医科歯科を推進していくために、口腔リハビリテーション推進委員会（のちに、医科歯科連携推進委員会）を新たに立ち上げ、さらに、日本歯科医師会から外部理事を迎えることにしました。これは、日本リハビリテーション病院・施設協会が正式に全国規模で医科歯科連携を推進していくということを日本歯科医師会に発信したことになります。

医科歯科連携推進委員会（若林秀隆委員長）では、医科歯科連携コーディネーター養成講座を各地で開催してきました。長崎県、熊本県、沖縄県、群馬県、大阪府高槻市などでは、地元歯科医師会との共催で実現しています。

この目的は次の二つです。

①口から食べることを共に支援する歯科医師・歯科衛生士が増えること。

②地域の協会会員（リハビリテーション病院など）の病院・施設を連携の拠点として活動していただくきっかけづくり。

この講座で私がいままでにお願いしてきたことを少し紹介いたします。

《医科歯科連携の基本としてご理解いただきたいこと》

①互いを知り、尊重すること
②従来、異なった文化を形成してきたことを互いに認識し、補完し合う（共通言語を獲得する）こと
③何よりも患者・対象者の生活を大切にするとともに、口腔衛生・機能の改善・向上を目指すこと
④共に口から食べることを支援する、口のリハビリテーション活動を大切にすること
⑤互いに専門家として知識・技術の向上に研鑽すること
⑥多職種協働の一員としての自覚をもつこと
⑦互いに礼節を重んじること
⑧しっかりした実績をつくること

これらは何も歯科の方々だけでなく医科でも心がけるべきことです。

また、講座の最後には次のようなことをお願いしています。とくに強調したいので記しておきます。

《歯科医師・歯科衛生士の方々へのメッセージ》
①口腔衛生・機能の守護者に！
②医科と共にチームの一員として口腔機能向上支援の展開を！
③救急から在宅支援に至るまで着実な展開を！
④各地で連携の拠点づくりを！
⑤熟練歯科医師は後輩の育成役を！

地域医療における、これからの〝口のリハビリテーション〟の視点

医療機能分化において生活の視点を入れると、急性期は「生活の準備」、回復期は「生活の再建」、そして慢性期は「生活の維持・向上」を目指すとしました。同様に「口のリハビリテーション」の視点では、急性期は「口から食べる準備：口腔ケア」、回復期は「口から食べるための集中的支援：口腔機能再建」、慢性期は「口から食べて栄養管理：口腔機能維持・向上」という認識が大切であることを意識していただきたいと強調しています（図3－2）。

《口から食べる》を整理

安心して口から食べるための条件

①しっかり座り、首を動かせる
②座っても、呼吸は安定している
③意識がある（食事がわかる）
④手が動く
⑥口を開けたり、閉じたりできる
⑦噛める・唇が閉じる：「ぱ・ぴ・ぷ・ぺ・ぽ」が言える
⑦舌が動く：「ら・り・る・れ・ろ」「か・き・く・け・こ」が言える
⑧しっかりとした飲み込む力がある
⑨「息止め」ができる
⑩胃からの逆流がない

安心して、おいしく口から食べるためのポイント

①意識が清明で集中力・食欲がある

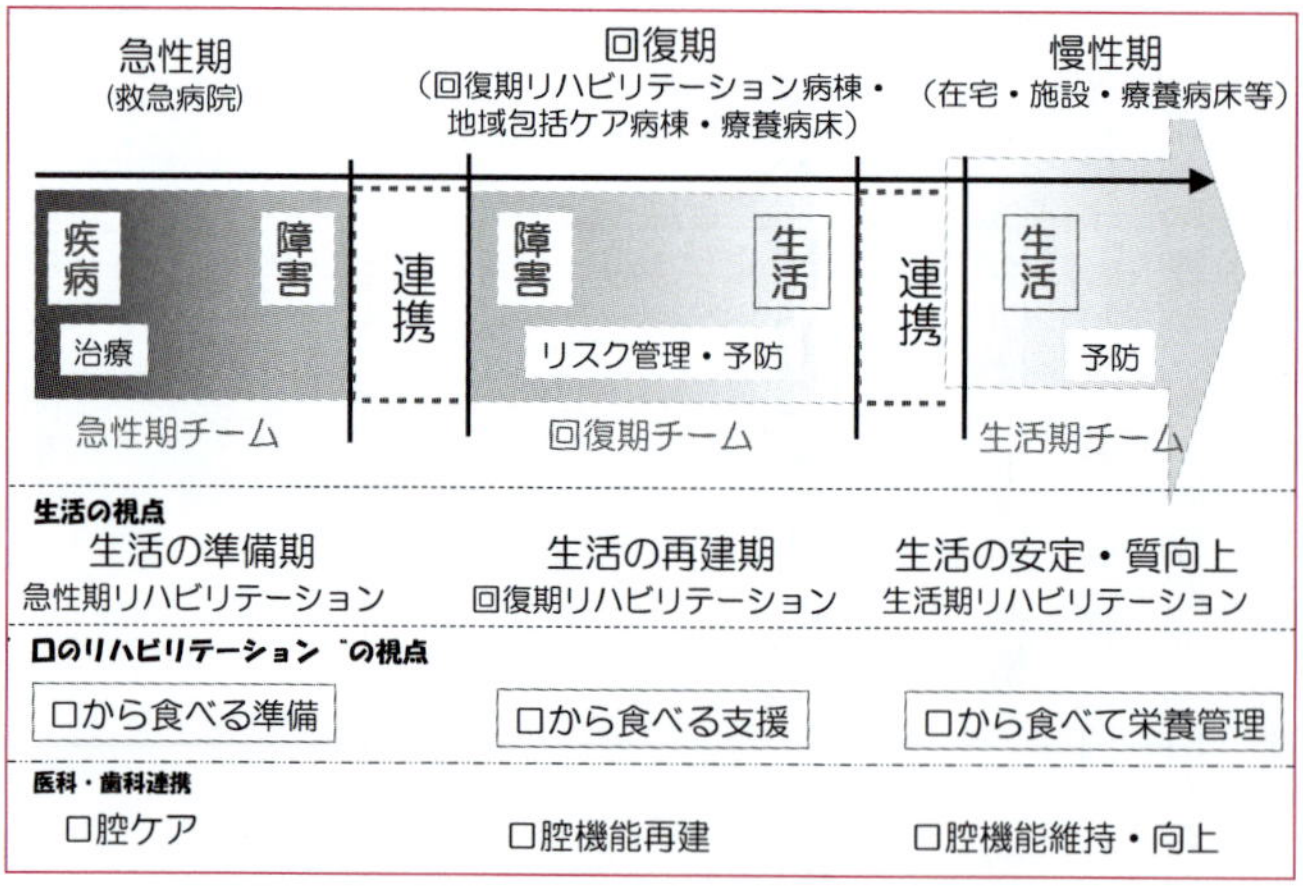

図3-2　地域包括ケア時代の地域医療と“口のリハビリテーション”の展開
（日本リハビリテーション病院・施設協会口腔リハビリテーション推進委員会編：地域包括ケアを支える医科歯科連携実践マニュアル．三輪書店，2014より，著者改変）

②坐位姿勢が保持できる
③首の可動域が保たれている
④呼吸が十分できる
⑤味覚・嗅覚・触覚など、感覚が保たれている
⑥口腔衛生が保たれている
⑦口腔機能が保持されている
⑧共に食事をする人がいる（同じ味を共有する楽しみがある）
⑨おいしい食材と料理
⑪食事に適した環境

食を楽しむためのポイント

①感覚、認知（食文化を知ることが大切）
香り（嗅覚）、色彩：盛り付け（視覚）、味（味覚）、食感（歯ごたえ、のどごし）
②食事意欲（意識が明瞭で、口に入れるものがわかることが大切）
③雰囲気（集中力が大切）
④姿勢（坐位に耐えられること）
⑤口腔衛生・機能に問題がないこと

コラム：入れ歯の面白い話

①ワシントンの総入れ歯

いまの入れ歯に近い形のものは、欧米では一七～一八世紀からだそうですが、当時は噛むためのものでなく、見た目（整容）のためでした。なかでも有名な話が、初代米国大統領のジョージ・ワシントン（一七三二～一七九九）です。彼はものすごい歯槽膿漏に悩まされ、総義歯を使っていたらしいのですが、その義歯には口を開くためのスプリント（金属のバネ）が付いており、口に入れている間中、必死で口を閉じていなければならなかったらしいのです。クシャミをするとこの入れ歯が飛び出てくるので、クシャミができなかったということです。一ドル紙幣に描かれているワシントンの口元が何か変だとお気づきの人もいらっしゃると思います。

そのような目で見ると、テレビに出てくる有名人で、時々、「どうしてあんな入れ歯をつくったのだろう?」と思わせるような人がいたりします。

②世界最古の拓植《つげ》の入れ歯

日本の義歯の歴史はとても古く、しかも実際に食べるときに使われていた痕跡が残っている義歯とされるのが、一五三八年に亡くなった和歌山の願成寺の尼僧の上顎総義歯であるといわれています。すごいことですね。

（新藤恵久「ジョージワシントンと曲亭馬琴の義歯の比較」『日本医史学雑誌』第五九巻第二号、二〇一三年）

第4章

これからの回復期リハビリテーション病棟

地域をみつめて、しっかりと進化すべし！

実績データからみえてくるもの

回復期リハビリテーション病棟の役割・位置づけを整理し、これからを考えてみましょう。

二〇〇八年二月一日の病院開設から二〇一七年一二月三一日までに入院した患者さんは四五〇五例でした。二〇一七年一年間の入院患者数でみると四八一例となります。

入院患者の疾患別割合は、

・脳血管疾患 八四・五％
・運動器疾患 八・五％
・廃用症候群 六・三％
・対象外 〇・七％

となっています（表4－1）。

これを見ておわかりのように、当院は脳血管疾患の患者さんが中心ということになります。なお、これらの患者のうち重症患者（日常生活機能評価（看護必要度）一〇点以上）は平均三七・六％でした。気管切開、経管栄養、遷延性意識障害などの重度障害であっても、原則、在宅復帰を理由として断ったりはしません。できるだけ重度の状態から離脱できる

表4-1 当院の10年間の入院患者
（2008年2月～2017年12月）

疾患	症例数	%
脳血管疾患	3,807	84.5
運動器疾患	383	8.5
廃用症候群	285	6.3
対象外	30	0.7
合　計	4,505	100

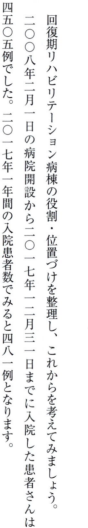

ように、看護師を中心に頑張ってくれています。これは、当院の看護スタッフ数が多い要因の一つにもなっています。

この期間に退院した患者を転帰先別にその割合をみると、自宅退院が六五・四%、施設入所は一〇・八%でした。その後何らかの原因で急性期病院に戻った（急性転化といいます）患者は、何と一八・六%もありました。当然ながら、これは非常によくない成績です。

高い急性転化の原因を探る

そこで、なぜ高い急性転化の数字を示しているのかをより詳細に分析するために、直近五年間（二〇一三年一月一日から二〇一七年一二月三一日まで）の退院患者さんについてみてみました。

ちなみに、この五年間に当院を退院した患者さんは全部で二六二〇例でした。その内訳は、脳血管疾患が二二四四例（八五・六%）、運動器疾患二四五例（九・四%）、廃用症候群一一四例（四・四%）、対象外が一七例でした。

そして、これらの患者さんのなかで、入院中に何らかの原因で急性期病院に転院して、治療を要した急性転化は四七八例（一八・四%）でした（表4-2）。確かに、この値はあまりにも高く、何とかしなければならない問題ですので、転院した原因などを詳細にみてみました。すると、それなりの理由がみえてきました。

この急性転化した四七八例の内訳は、脳血管疾患が四二五例（これは脳血管疾患全退院患者の一八・九%）、運動器疾患二一例（運動器疾患全患者の八・六%）、そして廃用症候群が三二例（廃用症候群全患者の二八・一％）でした。
そこで、この原因を整理するために、脳血管疾患患者に焦点を絞り、原因が不明だった三六例を除いた三八九例について分析をしてみました。すると、急性転化の原因が大きく二つに分けられることに気づきました。

表4-2　当院の疾患別総退院患者数と急性転化件数
（2013〜2017年）

	急性転化件数	総退院患者数	%
脳血管疾患	425	2,244	18.9
運動器疾患	21	245	8.6
廃用症候群	32	114	28.1
計	478	2,603	18.4

一つは、原疾患に起因する理由で急性期病院に戻った患者さんです。これらの患者さんは意外に多く、一六一例（四一％）もいました（表4－3）。その理由は、
・当院入院中に潜在していた腫瘍が発見されたのが二八例（うち、癌二五例、良性腫瘍三例）
・慢性硬膜下血腫の再発二五例
・クモ膜下出血後の患者さんで水頭症が明らかになったのが二十例
・頭蓋骨形成術や腫瘍の放射線治療など追加治療を予定されていたのが一七例
・術後感染一二例
・その他潜在疾患五九例
などがあげられました。
このことから、回復期リハビリテーション病棟において積極的

表4-3　当院における原疾患・潜在疾患関連による転院（2013〜2017年）

原因	症例数
腫瘍	28
慢性硬膜下血腫再発	25
水頭症関連	20
予定治療	17
術後感染	12
その他	59
計	161

に潜在疾患のスクリーニングを行うことの重要性が示唆されました。

もう一つは当院に入院してからの再発や合併症です。

二二八例（全脳血管疾患退院患者二二四四例の一〇％ということになります）が、この理由での急性転化となります（表４－４）。具体的な原因は、

・胃瘻造設目的五四例
・脳卒中再発四九例
・誤嚥性肺炎による呼吸不全二三例
・転倒骨折一二例
・心不全増悪八例
・その他八二例

などがあげられます。

なお廃用症候群の転院理由の多くは、誤嚥性肺炎による呼吸不全および胃瘻造設目的転院でした。

このことから回復期リハビリテーション病棟における再発・合併症予防および適切な合併症治療が可能となるような対策が必要だということがわかりました。

まとめ

当院における急性転化の割合が高い理由として、一つには当院が回復期リハビリテーション専門病院であり、急性期部門がないことがあげられます。しかし、より大きな原因として、急性期病院における種々の要因が関係していることが明らかになりました。おそらく、この急性期側の要因が関係する背景には、

・平均在院日数の短縮化に伴って、状態が不安定な状況で転院せざるを得ず、経過をみるゆとりがなくなったこと

・DPC評価によって原疾患のみの治療に終始し、潜在する疾患の検索が行われなくなったことなどが原因として考えられます。

これらの実情を鑑みて、今後の回復期の体制もさらなる強化を図っていく必要があるでしょう。「いかに急性転化を少なくしていくか」もまた、回復期の質の向上につながる重要な観点だと思います。

ただし、はたしてこの「急性期医療における種々の要因を背負って」回復期に転院してくるような実情は、致し方ないことなのでしょうか？　急性期医療のあり方を、もう一度立ち止まって考えるべきで

表4-4　当院に入院してからの合併症など（2013～2017年）

原因	症例数
胃瘻造設	54
脳卒中再発	49
肺炎・呼吸不全	23
転倒骨折	12
心不全増悪	8
その他	82
計	228

はないかと強く感じました。急性期医療の質もまた、このようなところで評価されるべきかもしれません。

胃瘻についての検討

もう一つ重要な課題があります。それは胃瘻造設目的の転院が五年間で五四例あったことです。胃瘻の適応は非常に難しい問題を抱えています。

少しデータを整理してみます。実は、胃瘻造設目的で転院した五四例のうち、実際に胃瘻増設をして退院したのは四七例でした。当院でこの五年間に急性期病院から経管栄養で入院してきた患者さんは、二四九例いました。そしてそのうちの二七例（一一％）は、すでに急性期入院中に胃瘻が造られていました。

このような経管栄養患者に対してどうするか？　当院では開設当初から「《口から食べる》ことを大切に支援する」という方針があります。このために、

・歯科衛生士や管理栄養士の病棟専従配置

・歯科オープンシステム（医科歯科連携）の構築による口腔衛生・口腔機能の改善・向上を目指す

・言語聴覚士の嚥下リハビリテーションの徹底
・看護師による間歇的経口経管栄養法の実施
・医師によるVE、VFによる適切な評価
などを展開してきました。

したがって当院は、入院時にすでに経管栄養の患者さんに対する方針として、原則、入院してからの最低二カ月間は徹底した訓練を、多職種チーム一丸となって行うようにしています。もちろん、入院時に胃瘻の患者さんに対しても同様の方針で、できるだけ経口摂取が可能となり、経管が抜去できるようにかかわります。

やるだけのことをしっかりやって、どうしても経口摂取が困難な患者さんに対しては、家族と十分に話し合い、胃瘻にするかどうかの決定を下します。胃瘻を造設する場合には、急性期病院にお願いするようにしています。自宅退院の方向性が強い場合には、家族や訪問看護による経鼻または経口経管栄養も選択肢の一つであることを説明し、進めるようにしています。

入院時経管栄養であった二四九例、退院時の栄養方法は？

二四九例中、五二％が三食経口摂取可能となり、そのうちの八例は胃瘻を抜去できました。また、一二％は一部経口摂取が可能になり、経管栄養との併用となっています。新たに胃瘻を造設して退院となったのが先の四七例ということになりますから、初めから胃瘻で抜去できなかった一九例を合計すると退院時胃瘻は六六例ということになります。

はたして、この実績がよいのか、よくないのかは、同じような条件設定でほかの病院と比較しなければ何ともいえません。ただ、決していい実績とはいえないと思っています。今後も、少しでも胃瘻症例が少なくなっていくように頑張っていくのみです。

C 胃瘻と自己決定

胃瘻の患者さんのほとんどは、施設への退院となってしまいます。高齢者の場合、胃瘻を造ることは本当に心苦しいことです。このため、家族とはなるべく話し合いをもつことにしています。しかし現状は、どうしても社会的適応をなくすことができないジレンマを感じます。

今後は、元気なときからしっかりと家族で話し合い、明確な意思表示をしていく時代になるのだろうと思います。いつの日か、「この世の最期を迎えるときは、自分自身の時間」であり、それを皆で大事にするような時代になれば、このようなジレンマはきっとなくなっていくのでしょうね。

これからの回復期リハビリテーション病棟のあり方を考える

さて、ここまでは当院の実績をみてきましたが、そのことを踏まえて、これからの回復期のあり方を考えていこうと思います。

当初の回復期リハビリテーション病棟

回復期リハビリテーション病棟が誕生した当初、その特徴は以下の四点に集約されたと考えられます。

①日常生活能力の向上による寝たきりの予防と自宅復帰
②対象者は、脳血管疾患や大腿骨頸部骨折等、廃用症候群などの寝たきりになりやすい患者
③回復期リハビリテーションを要する状態で、発症から二カ月（二〇〇〇年に病院が誕生したときは、発症から三カ月）以内で、入院後六〇～一八〇日以内の患者が常時八割以上入院している
④リハビリテーションプログラムを医師、看護、リハビリテーション専門職などが協働して作成し、これに基づくリハビリテーションを集中的に行う

そして、多くの回復期リハビリテーション病棟は一日九単位（三時間）、三六五日のリハビリテーションの実施体制を構築し、努力してきました。

高齢化が進むなかで医療情勢も変化し、回復期に対する期待値は高くなってきています。その期待にしっかりと応えるためにも、当院の実績を分析するなかでみえてきたこれからの回復期の課題を整理しておきます。まず、当院の実績の分析で、回復期リハビリテーション病棟とはいっても、高齢化が進み、また急性期の平均在院日数が短くなるに従い、リハビリテーションだけでは済まない実態が明らかになってきたのではないかと思います。

これからの回復期リハビリテーション病棟に求められる役割

第一には、もちろん回復期リハビリテーションの場

回復期リハビリテーション病棟は、先に記しましたように誕生当初から集中的なリハビリテーションによって障害の改善を図り、寝たきりを予防して、自宅復帰を目指すことが主たる役割とされています。このため、多くのリハビリテーション専門職を雇用して、診療報酬の「回復期リハビリテーション病棟入院料1」の取得を目指している病院が増えてきたと思います。

しかし、昨今の診療報酬改定に伴い、人員配置などのストラクチャーのみならず、可能なかぎり短期間に障害を改善させることを求めたアウトカム評価が導入され、強くその質が問われるようになってきました。このことは、ひとえに、それぞれの専門職の技術力そしてかかわる専門職

によるチーム力《りょく》、さらにはチームマネジメント力《りょく》が総合的に融合した結果が問われていくものです。

■複雑化する重複（複合）障害のリハビリテーション

一方、最近、脳梗塞による片麻痺等の脳機能障害だけでなく、慢性心不全や慢性閉塞性呼吸器疾患、あるいは運動器疾患等を併発している患者さんが目立つようになってきました。このような患者は、リハビリテーションを行う際に大きな負荷等がかけられず、プログラム遂行が非常に困難でかつリスク管理を行いながら慎重にかかわらざるを得ません。当然、入院期間も長くなってしまいます。しかし、今後ますますこのような患者が増加することが見込まれます（図４－１）。

種々の内臓器や運動器の障害をもつ患者が
脳卒中片麻痺になる例が増加するであろう

例：脳卒中患者の併発・合併疾患として

①運動器疾患
変形性脊椎・関節症、切断
RA、脳性麻痺
その他

②その他の疾患
脳卒中後遺症、
慢性心不全、COPD
慢性腎不全・透析
肝硬変、癌
難病、その他

図4-1　複雑化する重複障害

このような内部障害等をもった患者（つまり複合または重複障害）に対しては、今後より総合的・包括的なリハビリテーションの展開が必要となってくるでしょう。急性期であれ、回復期・慢性期であれ、医師・看護師、リハビリテーション専門職は呼吸器リハビリテーションや心臓リハビリテーションに関する基本的知識や技術を幅広く学ぶことが望まれます。栄養管理の大切さも同様です。

この重複障害に関しては、可能なかぎり早期に戦略的アプローチを踏まえたガイドランの作成が期待されるところです。

第二は亜急性期（post-acute）医療の場としての位置づけ

急性期のさらなる在院日数の短縮化によって、専門的治療が終わったら、状態が安定していなくても紹介・転院となるケースが増えています。気管切開や経鼻経管栄養、あるいは遷延性意識障害の患者の転院など、もはや珍しくはありません。

回復期としては、当然それぞれの病態に合わせてリスク管理を行いながら、気管カニューレや膀胱カテーテル（バルーン）、栄養チューブ等の抜去、あるいは意識障害の改善を目標にかかわっていきます。また、原疾患の再発や誤嚥性肺炎などの予防・対処、そして慢性疾患に対する継続的治療も必要です。このため、リスク管理体制の構築が大きな課題となります。

■潜在する疾患のスクリーニングと対処

急性期では、入院の原因となった原疾患だけに着目されがちです。もちろん慢性疾患の治療も並行して行われますが、潜在する疾患を検索するようなゆとりはないようです。このため、回復期リハビリテーション病棟に転院・転棟した後に潜在する疾患が明らかになることが多々あります。いままでに経験したいくつかの例を具体的にあげてみましょう（表4－5、6）。
・徐々に進行する貧血の検査で明らかになった大腸がん

・発熱の検査で明らかになった胆石（胆嚢炎）あるいは子宮内膿瘍
・突然の心肺停止で蘇生し、循環器内科に相談するもなかなか診断がつきにくいQT延長症候群（循環器の薬による副作用でも起こるらしいです）
・くも膜下出血術後の患者で、何とか杖なし歩行が可能となっていたものの、あるときから歩行障害が徐々に悪化し、尿失禁・認知症症状がそろえば典型的なくも膜下出血後の水頭症
・意識障害が改善しても視線が合わない、見えていない重症くも膜下出血患者のテルソン症候群

表4-5　潜在的疾患例

慢性疾患	高血圧・糖尿病・高コレステロール血症
中枢疾患	脳卒中再発・水頭症・慢性硬膜下血腫（CSH）・痙攣
循環器疾患	虚血性心疾患・心不全・不整脈・静脈血栓症・大動脈瘤
呼吸器疾患	肺炎・喘息・COPD
消化器疾患	胆嚢炎・イレウス
その他	尿路感染症・腎不全・抑うつ状態（PSD）・ASO・変形性関節症・創感染・褥瘡・口腔内疾患
潜在する疾患	癌・結石・睡眠時無呼吸・横隔膜ヘルニア
転倒外傷	大腿骨骨折・圧迫骨折・頭蓋内出血（CSH含む）

表4-6　その他の潜在的疾患例

・脳梗塞後遺症に隠れた癌
・悪化する脳梗塞に潜む悪性脳腫瘍・癌転移
・心源性脳梗塞患者の心不全、徐脈（SSS）
・繰り返す心肺停止、CPRで明らかとなったQT延長症候群
・昨日と何か変：慢性硬膜下血腫再発・シャント機能不全
・目が見えない重症くも膜下出血患者：テルソン症候群
・原因不明の発熱に潜む子宮内膿瘍
・意識、活動性を抑制していた抗けいれん剤
・昼間寝てばかりでリハビリテーションにならない睡眠時無呼吸症候群
・脳血管障害患者の胸、腹部大動脈瘤

・再発しやすい超高齢者の慢性硬膜下血腫

などなど、多くの疾患、病態が潜んでいることがあります。それが高齢者の特徴ともいえるでしょう。

その意味では、高齢者や重度障害患者に対して入院時に「便潜血反応などのチェック」「エコーによる検索」など、潜在疾患のスクリーニングなどを行ってほしいものです。回復期リハビリテーション病棟での検査や投薬の診療報酬は入院料に含まれます（包括払い）。このため入院後に行う検査は、必要最小限の、効率的で安価な検査を選択することが望まれます。

さらに、高齢者は転倒などによって骨折や頭蓋内出血などを起こすことがあるため、入院患者が夜間に転倒した場合などはしっかり診察を行い、必要に応じて検査・診断・対処するといった適切な対応が望まれます。

第三は生活再建の場であること

これは、いままで以上に重要になってくるでしょう。しっかり意識することが重要です。というのも、二〇一八年度の診療報酬改定で、最も高い「入院料1」に当たる回復期リハビリテーション病棟1の施設基準に、「実績指数37」が求められるようになったのです。実績指数とは、「退院時と入院時のFIM評価値の差を患者ごとに集計した値」を「患者ごとの疾患別入院上限に対する実際の入院期間の割合の集計で割った値」で除した数値で表します。つまり、短期間に一定以上の効果を出したかどうかを数字で表したものです。したがって昨今では、この実績指数三七点以上を取得または維持するために、入院期間の短縮化が起こっているようです。つまり、ややもすると「障害が残存し、生活の再建が不十分であるにもかかわらず、退院させてしまう。その結果、患者は転倒による恐怖心から、自宅ではベッド上生活となり、ついには寝たきりになってしまう」などということになってしまったら、とんでもないことです。「いったい何のために回復期リハビリテーション病棟へ入院したのだ！」と問われても反論のしようがありません。

■生活の再建につなげる

回復期リハビリテーション病棟は、入院中から着実に「生活の再建」を行い、地域生活につないでいけるように支援していくことが任務です。忘れないようにしましょう。「障害ができるだけ早く改善すればいい」という回復期リハビリテーション病棟は過去のもの。それでは不十分です。患者さんを生活人として意識しましょう。

入院したら早々に患者さんの自宅を訪問して、「どのような地域で、どのように生活をしていたのかを自分の目で確認する」ことをお勧めします。そして障害の改善にしたがって、自宅生活を想定しながら生活の再建を着実に行っていくことです。病棟内で歩けても、自宅の環境下で自立した安全な歩行が可能かどうか、退院前の家庭訪問などを行い、しっかりと確認していくことが望まれます。

また、脳卒中で片麻痺の患者さんが住み慣れた家に戻れたことで安心するのは早計です。患者さんの頭の中では、昔と同じつもりでも、身体は昔の身体ではないのです。片麻痺という障害をもった身体になっています。住み慣れた家に戻れた喜びで、ついつい元気だったころのような動きをしてしまい、転倒・骨折ということにもなりかねないのです。

■着実な退院支援が求められる

よくスタッフには、「退院前の家庭訪問のときには、家の周囲、近所、近くの横断歩道、近所のスーパーなどをしっかり調べてくるように」と言っています。その理由は、私たちにとって大切なゴールは「退院する患者さんが、単に家に帰れればいい、ということではなく、あくまでも、地域に戻り、地域社会の一員になっていただくこと」だという思いがあるからです。

■生活期リハビリテーション（介護保険）への適時・適切な移行が大切

昨今、国は、介護保険対象者が回復期リハビリテーション病棟を退院したら、速やかに介護保険サービスに移行してもらうという方針のようです。つまり、原則、入院までが医療保険、その後は介護保険ということです（ただし、二〇一八年の診療報酬改定では、回復期リハビリテーション病棟を退院した日から三カ月間は疾患別リハビリテーションの算定日数制限の除外対象患者とする緩和処置がとられています）。実際、二〇一九年四月からは、介護保険の認定者は、医療保険の外来リハビリテーション目的で長く通院することは適切ではなくなってしまいます。つまり、算定日数制限を超えたら、必要に応じて介護保険のリハビリテーション（通所リハビリテーションや訪問リハビリテーション）に移行してもらうことになるのです。

ですから、回復期リハビリテーション病棟を運営する病院は、可能なかぎり通所リハビリテーションや訪問リハビリテーションを併設し、しっかりと患者の地域生活の安定と社会参加につながっていくように、リハビリテーションサービスの連続性・継続性を担保していくことが必要となるでしょう。つまりこれからは、「リハビリテーションの期限がきたから退院」「実績指数のために早めに退院、後は知らない」ではすまされない時代になっていくと思うのです。

回復期リハビリテーション病棟の質とは

そもそも、回復期リハビリテーション病棟の質とは、単に「早くよくなって、自宅に帰る」というだけでなく、本来的には帰った後の生活状況が評価されるべきだと思うのです。繰り返しになりますが、帰った後で結果的に寝たきりになったのでは、何のために回復期リハビリテーション病棟に入院していたのか、それこそ時間と労力と金の無駄遣いになってしまいます。

地域医療連携の本質もまた同じです。連携で患者が転院し、在院日数が短くなっただけでは本質は何ら評価されないことになります。急性期の質と回復期の質の総和こそが地域医療連携の質を示すものであり、それは退院後の地域生活でしか評価することはできないはずです。どのように高度な専門的治療を行い、連携によって集中的なリハビリテーションを行って自宅退院できても、その後が寝たきりになったでは、連携のすべてのプロセスの質が低いと言わざるを得なくなるはずです。

これからの回復期リハビリテーション病棟は、「退院後の地域生活を視野に入れ、安心・安全な生活が継続できるような支援が確実に展開できる」ことが求められるでしょう。病院の中だけで従事していたスタッフがいかにして地域と向き合うかが、今後の課題となるでしょう。

昔は、《医療は生活に出会えるか?》という大きな命題がありました。これからは、《医療は地域に向き合えるか?》です。その重要な鍵を握っているのが、回復期リハビリテーション病棟です。

第四は地域リハビリテーション活動拠点として

少し遡りますが、二〇〇〇年に介護保険法が制定され、その法律の第四条に「リハビリテーション前置主義」が掲げられました。しかし当時、全国の市町の医療機関等に勤務しているリハビリテーション専門職は非常に少ない実情がありました。そのため、市町のリハビリテーション支援を展開する目的で、国は各都道府県に「地域リハビリテーション支援体制」の構築を推進してきました。二次医療圏域に地域リハビリテーション広域支援センターを設置し、市町のリハビリテーション支援を行っていくというものです。国の補助事業で始まったこともあり、全国でも四四都道府県がその体制の導入を行いました。しかし、二〇〇六年に補助事業が終了してしまって以降は、二五にまで減少しています（澤村誠志：地域リハビリテーションと私．CBR、二〇一八年）。その活動内容に関してはさまざまで、単なる介護予防（転倒予防教室など）で終始している県もあれば地域づくりまで視野に入れて活動している県もあるようで、詳細が不明なところも多々あります。

昨今、介護保険法が成立した当初と大きくリハビリテーション事情も異なってきたことを痛感します。それは、回復期リハビリテーション病棟を併設する病院が増えたこと、そして、リハビリテーション専門職の数が大きく増加したことです（いまでは二〇万人を超える勢いです）。市町の病院に勤務するリハビリテーション専門職もずいぶん増えてきました。

国は、団塊の世代が七五歳以上になる二〇二五年までに、重度な要介護状態となっても、住み慣れた地域で自分らしい暮らしを人生の最後まで続けることができるよう、住まい・医療・介護・予防・生活支援が一体的に提供される「地域包括ケアシステム」の構築を目指しています。このシステムの理念は、日本リハビリテーション病院・施設協会が掲げる「地域リハビリテーション」の理念とほぼ同一のものです。

今後はリハビリテーション専門職が多く勤務する回復期リハビリテーション病棟・病院が、地域におけるリハビリテーション拠点として、地域リハビリテーション活動を展開していくことが期待されます。

《介護保険法　第四条第一項（平成九年法律第一二三号）》

国民は、自ら要介護状態となることを予防するため、加齢に伴って生ずる心身の変化を自覚して常に健康の保持増進に努めるとともに、要介護状態となった場合においても、進んでリハビリテーションその他の適切な保健医療サービス及び福祉サービスを利用することにより、その有する能力の維持向上に努めるものとする。

（厚生労働省ホームページより）

《地域リハビリテーション》

【定義】　地域リハビリテーションとは、障害のある子供や成人・高齢者とその家族が、住み慣れたところで、一生安全に、その人らしくいきいきとした生活ができるよう、保健医療・福祉・介護及び地域住民を含め生活にかかわるあらゆる人々や機関・組織がリハビリテーションの立場から協力し合って行なう活動のすべてを言う。

（日本リハビリテーション病院・施設協会　浜村明徳、二〇一六年改定）

《**地域包括ケアシステム**》
【**定義**】団塊の世代が七五歳以上となる二〇二五年を目途に、重度な要介護状態となっても、住み慣れた地域で自分らしい暮らしを人生の最後まで続けることができるよう、住まい・医療・介護・予防・生活支援が一体的に提供される地域包括ケアシステムの構築を実現していく。
（厚生労働省ホームページより）

地域を支えるリハビリテーション専門職への期待

二〇〇〇年にリハビリテーション前置主義を謳った介護保険法が成立し、回復期リハビリテーション病棟が誕生しました。このことがきっかけで、全国的にリハビリテーションに関する専門学校や大学が増加し、リハビリテーション専門職（理学療法士、作業療法士、言語聴覚士）の養成が急速に行われてきました。結果、二〇一八年までにリハビリテーション専門職は二〇〇〇年の約五倍・二〇万人に達しようとしています（表4－7）。長崎でも同様で、二〇〇〇年ごろと比較すればほぼ六倍以上となっており、昔に比べたら、結構な数のリハビリテーション専門職が

表4-7　リハビリテーション専門職の推移
（各専門職協会登録数）

全国	2000年	2018年	比
理学療法士	21,406名	115,825名	5.4
作業療法士	14,880名	57,892名	3.9
言語聴覚士	2,342名	17,407名	7.4

長崎市内	2000年	2018年	比
理学療法士	114名	738名	6.5
作業療法士	不明	361名	－
言語聴覚士	13名	97名	7.5

病院など（とくに回復期リハビリテーション病棟に、そして昨今は急性期病院にも）に勤務するようになっています。

その意味では、入院医療におけるリハビリテーション専門職は、数的には相当な充実が図られるようになってきたということはいえるでしょう。しかし一方で、しっかりした臨床教育がなされないまま、また、直接指導する上司がいないままに従事しているスタッフが増えているのではないかが気になるところです。これからは質が問われる時代であり、とても大きな課題です。

●これからの回復期リハビリテーション病棟で重要な課題は教育

教育システムの有無、あるいはその質は、勤務する医療機関・施設の価値観によって異なるのだろうと思います。それは人材・財政などの問題にもかかわってくるためです。しかし、単に「〇〇単位確保した」とか「平均在院日数が短くなった」など、数字的な実績だけを追い求めるのでは、いったい誰のための、そして何のためのリハビリテーションかわからなくなってくるはずです。

回復期リハビリテーション病棟でかかわった患者さんが在宅復帰を果たしたら、それで回復期の役割は終わりというわけではなく、退院後もしっかりと安心・安全な地域生活が確立され、地域社会の一員となれるように支援することの大切さを忘れないでほしいものです。

もちろん、リハビリテーション専門職に限らず、回復期リハビリテーション病棟に勤務するすべてのスタッフは、患者さんの入院中に、効率よく、効果的に最大限の障害の改善をもたらし、生活を再建するように努力することが前提となります。そのためには、まず第一に専門職としての知識・技術の習得や、チームの一員としての研鑽が行えるような教育システムを構築していくことが大切でしょう。

地域リハビリテーション・マインドの育成

その教育システムを基本として地域リハビリテーション・マインドを育み、地域リハビリテーションに資する人材を育んで行くことが重要になっていくと考えています。そして、回復期リハビリテーション病棟が地域のリハビリテーション拠点としてなくてはならない位置づけを獲得していくことが今後の大きな課題だろうと思います。

これからの回復期リハビリテーション病棟に求められる医師像

●医師の心得一〇か条

いま回復期リハビリテーション病棟に勤務している医師は、急性期病院で、内科や外科あるいは脳神経外科や神経内科など臓器別専門領域を担ってきた方々が多いのではないでしょうか。おそらくそのような方々は、急性期から移るときには、「回復期では救急車も来ないし、患者はリハビリテーション目的で入院してくるので、リハビリテーション専門職の言うとおりにしておけばいいし、医者として何か積極的に担うことはさほどないだろうから、のんびりと過ごせるのではないか」と思っておられたのではないでしょうか？　あるいは、「高額な診断・検査機器もないし、手術もないから、いままで培ってきた専門医としての経験はほとんど役に立たないだろう。必要ないところに来たのだ」といった感慨が、寂しさも交えてあったのではないでしょうか。

私は、新しい医師が入職したときには、

・リハビリテーション医療は一緒に学んでいきましょう
・患者の生活を考えるように努力してください
・スタッフを大切に育てるようにしてください
・困ったら、互いに相談し合える関係を医師同士で作ってください

表4-8　医師の心得10か条

①医術の習得・研鑽に努めること
②治療・処置が生活につながることを常に念頭におくこと
③症例を大切にし、検証を忘れないこと
④患者さまやご家族にやさしく接し、支える気持ちを忘れないこと
⑤スタッフとのコミュニケーションを大切にすること
⑥スタッフに対する教育的視点を持ち、質の高いチームづくりを心がけること
⑦他職種を尊重し、働きやすい環境づくりに気を遣うこと
⑧仲間を大切にすること
⑨決して感情的にならず、穏やかに対応できるように心がけること
⑩謙虚に自己批判できる勇気をもち、人としての修行を忘れないこと

（栗原正紀：続・救急車とリハビリテーション，荘道社，2008年，p.45参照）

という願いを込めて、表4－8のような「医師の心得一〇か条」を説明し、努力するという誓約書に署名を求めるようにしています。

一〇か条の内容は、医師として至極当然の事柄ばかりです。しかし、この当たり前が、実際にはなかなか難しいことだと思っています。正直、私自身、これらをすべて実行できているかといったら、自信はありません。とはいっても、当院ではこれらの事柄を実行できるように努力していただいているし、それぞれが経験のなかでリハビリテーション医療を学んでくれています。さすがに一、二年経つと、「回復期がいかに重要か」ということがみえてくるようで、入職して三カ月から半年間は、鬱々としていた顔つきも、徐々に医師らしく引き締まってくるようです。

実は、二〇〇〇年に回復期リハビリテーション病棟が誕生してから約一八年の間に、状況は大きく変化してきています。入院患者の年齢が高くなったとともに、急性期からの転院が早くなってきているのです。また、昨今は、質を評価することで、効率性や効果性が強く求められるようになってきました。今後もますますアウトカムが問われるようになってくるでしょう。つまり、これからの回復期リハビリテーション病棟にいま以上に求められることは、前にも記したように、いままで以上にリスク管理が可能となること、リハビリテーションの質の向上を目指すこと、入院中のマネジメントをしっかり行うこと、退院支援を着実に実行すること、が重要になってくると思うのです。

これらを踏まえると、やはりこれからの回復期リハビリテーション病棟は、①亜急性期の場であり、②回復期リハビリテーションの場として効率的に障害の改善を図り、③生活の再建を行う場であることが最低条件であり、これらを着実に強化していくことが必要であると考える次第です。その意味で、医師の心構えがとても重要になります。私は回復期の医師はすべからく前述の地域リハビリテーション・マインドをもってほしいと思っています。

●回復期医師としてのミッション

■リスク管理におけるリーダーシップ

急性期から患者さんが転院してきたら、全身状態の安定化を図り、リスク管理をしっかり行いながらリハビリテーションを実施していくことが重要です。このため、病態やリスク管理に関して、看護師やほかのスタッフへ積極的に教育・指導し、適切に指示を出していく医師のリーダーシップが望まれます。

■慢性疾患のコントロール

脳卒中の原因となる生活習慣病（糖尿病、高血圧、脂質異常などの基礎疾患）を含め、その他の慢性疾患（心・腎不全など）に関しても適切なコントロールが求められます。

急性期に出された大量の内服薬を適切に整理することも大切です。いまの時代、高齢者のポリファーマシー（多剤服用）はとくに回復期以降の医師にとっては重要な課題です。急性期の医師の処方を減らしていくことは、とても勇気が必要です。しかし、回復期に処方内容を再検討しないかぎり、高齢の患者さんはいつまでも大量の薬を飲まされることになってしまいます。薬剤師と一緒に、本人・家族としっかり了解をとりながら減薬していくことも今後の課題だと思います。

■再発予防

脳卒中などはことに、回復期に入院している期間は再発を起こしやすい状態があります。「専門領域が違うから」といった言い訳は通用しません。看護師とともに、医師にはきめ細かな観察・配慮が望まれます。さらには、カンファレンスや患者家族への説明、書類作成もあります。

回復期リハビリテーション病棟に勤務する医師は、このように多忙であり、重要な役割を担っているのです。「頑張れ！　回復期医師！」

経験から学び、スタッフと共に感動するこころを大切にしましょう

意識障害があり、経鼻経管栄養で来院した患者さんが、あるときから急速に意識が改善し、話をするようになり、口から食べられるようになって、歩いて自宅退院する。このような症例をたくさん経験するようになります。さらに、どう考えても自宅復帰では寝たきりになるだろうと思っていた患者さんが、家に帰ったら思いがけずしっかりとした生活をし、まるで別人のようになることも経験します。家の力、家族の力を強く実感し、学ぶことが多くあります。

本人や家族の秘めた可能性に勝るものはないと思います。私たち専門職の役割は、そのような可能性を信じ、励まし、ひたすら専門的に支えることだと思います。医師はこのようなさまざまな新しい経験によって、リハビリテーションの重要性とその世界の魅力に引き込まれていくことを確信します。

高齢障害者等、かかわる患者さんたちの地域生活再建を支援していくためには、地域のことを知ること、学ぶことも大切であり、とても興味深いことです。地域には、歴史・文化・そして人々の縁（地縁、血縁など）があり、生活があります。そしてその土地々々の特異性が育まれています。これからの回復期に従事する医師の皆さんには、ぜひとも地域への興味と好奇心をもっていただき、少しでも地域にかかわっていくことをお勧めします。とっても素敵な世界が待っています。必ず!!

回復期リハビリテーションの重要性と醍醐味をぜひ、多くの若い医師たちに知ってほしいと願っています。

あえて再度、医師のために整理

それでは最後に、これから求められる回復期リハビリテーション病棟の医師像について、理想かもしれませんが、私なりに整理しておきましょう。

回復期リハビリテーション病棟に勤務する医師に学んでほしい領域は、次の五つの項目です。

①老年医学（高齢者の特性を習熟する）
②プライマリケア能力（総合的診療能力を習得。そして可能であれば実践の場として救急医療の経験）
③公衆衛生的思考（地域生活を視野に入れられるように）
④リハビリテーション医学（専門医を目指す）
⑤組織・マネジメント論

つまりは総合医的な知識・経験が求められるということです。

回復期リハビリテーション病棟では、とくにリハビリテーション医学の修養が強く求められるということになりますが、程度の違いこそあれ、いま問われている総合診療専門医などにも当てはまるのではないでしょうか。このような医師が、地域包括ケア病棟でも、また在宅医療においても活躍するようになれば、回復期以降の医療の質が高くなるとともに、領域としての魅力もまた増していくと信じます。

急性期では臓器別専門治療が重要ですが、回復期（post-acute）を担う回復期リハビリテーション病棟や地域包括ケア病棟として、在宅医療では臓器別の縦のラインでなく、より視野を広くもった横断的・包括的医療が望まれます。もしかしたら、このような総合診療医的な回復期の医師が救急（急性期）病院に勤務し臓器別専門医と協働することで、高齢者救急医療の充実が図られるのではないでしょうか。

急性期を経験した医師は、回復期以降の患者の真の姿を知って「褌の締め直し」です。チームを大切にし、真のチームリーダーとしてマネジメント力《りょく》をつけることです。そして、チームを育成するのも医師の役割です。

要するに、回復期に求められるのは、「全身管理が可能で障害が理解でき、障害の改善に尽力し、かつ生活が理解でき、しかも地域がわかる。そして、チームを大切にし、ほかの専門職が尊敬できる真のリーダーであり、かつよき教育者であることを目指す医師」だということです。

贅沢な話でしょうか？

「掲げ・目指す理想は、あくまでも高く」です！

第5章

地域医療構想

救急医療とリハビリテーション医療の変遷からみえてくるパラダイムシフトの必然性

地域医療のあり方に思う

地域医療構想は本質的議論から

国は、二〇二五年までに、各都道府県に対して、人口構造の変化に沿った患者数と必要病床数に関する将来推計に基づく地域医療構想の策定・実現を求めています。そして、構想で策定された病床必要数に沿った病院の機能分化について、地域医療構想調整会議で議論することになっています。国は「高度急性期」「一般急性期」「回復期」「慢性期」の医療機能を見据えたニーズ推計を基本として議論を求めているのです。しかし、このそれぞれの医療機能の意味するところが問題なのです。解釈が共有化できないままに、医療機関は自己申告を求められ、多くが「急性期」を選択していますが、実態と合わず、議論もかみ合わないという状況を呈しているのが実情ではないでしょうか。

ここでちょっと立ち止まり、私たちは身近なものとして「医療機能の分化」の本質的な意味について考える必要があるのではないでしょうか。そして、それぞれの機能の定義（終了基準も含め）について整理し、共有化を図ることが必要だと思うのです。

これらを整理・考察するために、二〇世紀後半からいまに至る地域医療の変遷を私なりの視点でまとめてみましたので、以下に紹介します。一緒に考えてみましょう。

いまに至る地域医療の変遷

これまでの入院医療の概念

従来（とくに二〇世紀後半ごろまで）、一般的に病院に入院して治療をするということは、「生活から隔絶した特別の環境下で、絶対安静（絶飲食）にして、例えば、脳の病気なら脳神経外科や神経内科で、消化器疾患だったら、消化器科でというように、それぞれの臓器別専門領域の医師・看護が専門的治療を行い、病気を治す（病巣を退治する）」ということでした。

このため、病院には生活感はほとんどなく、一日中ベッド上臥床が当たり前で、一般生活とはかけ離れた別世界ですから、たとえ日中に寝間着姿で動き回っていても、まったく不思議ではなかったのです。

これからの入院医療

ところが、社会の高齢化が進むに従い、寝たきり高齢者の増加が社会問題化するようになりました。そのころから、高齢者は「何らかの原因で入院すると、容易に廃用症候群となり、合併症を併発して入院が長期化し、しまいには寝たきりになってしまう」という特徴をもつことが明らかになってきたのです。つまり〝高齢社会においては、これまでの医療観のままでは高度に進歩した臓器別専門治療は生活につながらない〟ということがわかってきたのです。「これでいいのか？」「治療が終わったら寝たきりになってしまった！」「そんな地域医療って何？」「それでいいのだろうか？」という問いかけが現場からも起こるようになってきたのです。

これこそが、医療観の転換（パラダイムシフト）です。要するに、超高齢社会における入院医療には、生活からの隔絶ではなく、むしろ〝生活を積極的に視野に入れた高齢者医療の体系化〟が必要だということに気づき始めたのです。

それでは、高齢化の進展に伴って変化してきた救急医療とリハビリテーション医療の変遷をみていくことで、現在の地域医療の本質的課題・その必然性について整理してみましょう。

救急医療の変遷

そもそも、わが国の救急応需体制（救急搬送患者を受け入れる病院の整備）は、交通事故の社会問題化に伴って、外傷を主たる対象疾患として整備されてきました。当時は急速な経済の高度成長期で、車社会に突入して交通事故が多発しており、「交通戦争」といわれた時代です。

そして一九九一年には、突然の心臓発作によって心停止となった患者さんを救命し、少しでも多くの患者さんが社会復帰できることを目指して、病院前救護体制の整備が行われ、救急救命士法が制定されました。これにより厚生省（当時）認可の国家資格として特定医行為が認められた救急救命士が全国に誕生し、当時一台三〇〇〇万円とも言われた重装備の高規格救急車が配備されていったのです。実はこの制度ができるまでは、救急隊は消防の一部にすぎず、消防同様に総務省（旧、自治省）の管轄下でした。つまり、救急隊は当時、研修を受けた消防士が救急車に乗り、救急業務を行っていたのです。このことで、わが国では全国津々浦々に、消防とともに救急隊組織が存在するようになったといわれています。そして、救急救命士法ができてからは、救急隊員に医療人が誕生したわけです。

その後、社会の高齢化に伴って疾病構造も大きく変化し、高齢者の内因性疾患を主とした救急搬送件数が増加し（外因性疾患を凌ぐ件数となってきたのです）、なかでも典型的な高齢者の救急疾患（七〇歳以上が約六割を超える）ともいえる脳卒中（とくに脳梗塞）や肺炎、虚血性心疾患などが増加するとともに、外因性疾患では転倒に起因する大腿骨頸部骨折等の増加が目立つようになってきたのです。これらは総じて要介護状態の原因疾患であり、その急増は地域医療の大きな課題となってきました。

リハビリテーション医療の変遷

一方、二〇世紀後半までのリハビリテーション医療の主な対象は、整形疾患（切断や脊髄損傷など）や頭部外傷、あるいはポリオや小児疾患等で、発症から三カ月近く経過してから、療養を兼ねて温泉地などで長期にわたって実施されていたのがほとんどでした。ところが、二〇〇〇年四月、高齢者の寝たきりになりやすい疾患を主たる適応疾患として、寝たきり予防（障害の改

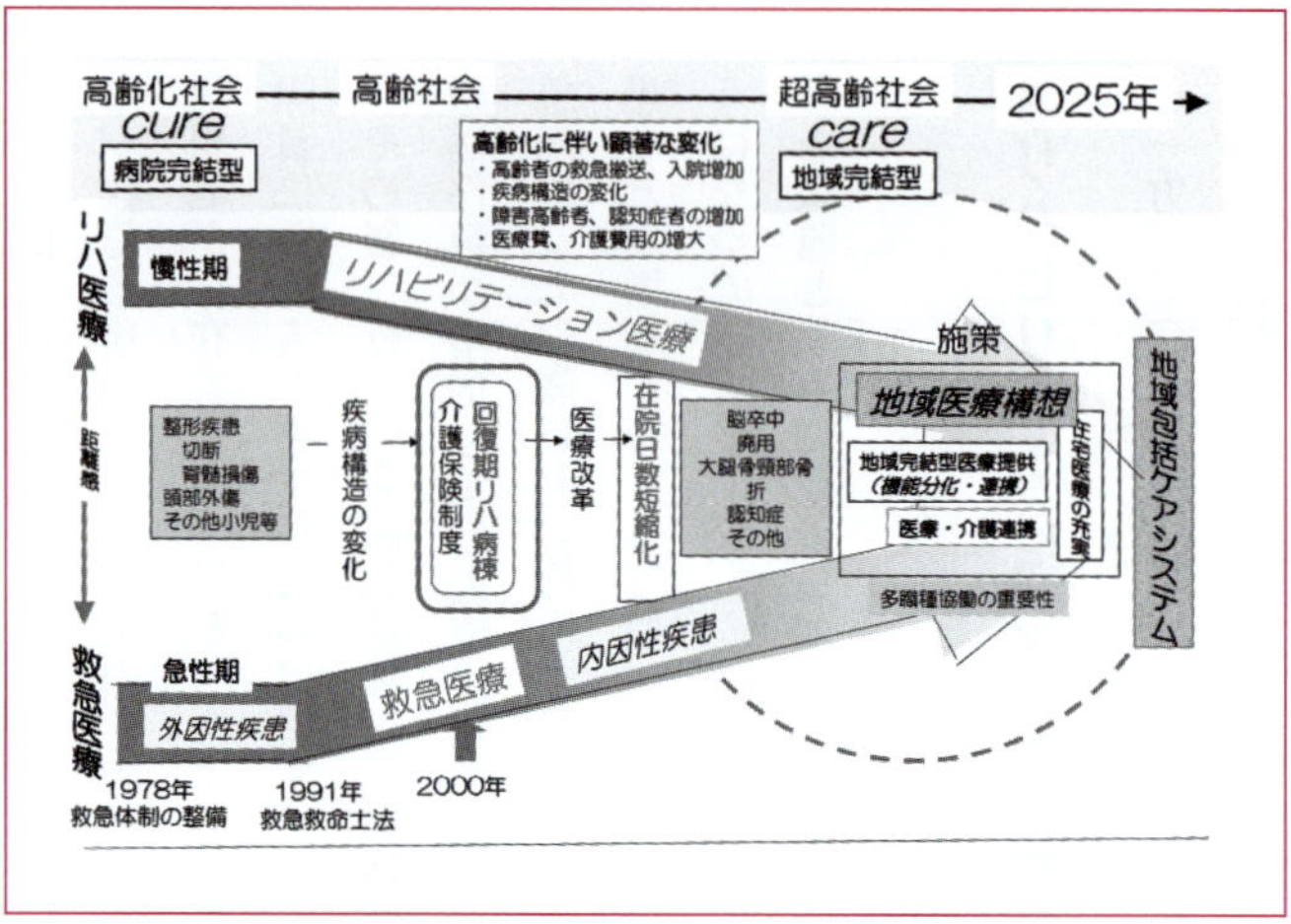

図5-1　救急医療とリハビリテーション医療の変遷

善）、在宅復帰を目指して、集中的リハビリテーションサービスを提供する場として、回復期リハビリテーション病棟が誕生したわけです。このことによって、従来のリハビリテーションに対する認識が大きく変わったのです。それまで救急医療とはあまりにもかけ離れた位置づけにあったリハビリテーション医療が、救急医療に密着して支え、寝たきりをつくらず、自宅復帰を目指す、という重要な役割を担うようになったのです（図5－1）。

地域医療の転換期は二〇〇〇年

超高齢社会では、寝たきりをつくらない医療への転換が求められます。その意味で、在宅復帰を目指す回復期リハビリテーション病棟の地域医療における位置づけはとても重要であり、まさに医療機能の分化・連携の重要な鍵となっています。

ところで、私は「寝たきり」という言葉は死語にしたいと考えています。とくに医療人が安易に「寝たきり」と言うことそのものに、とても違和感を感じます。なぜなら、寝たきりは医療によってつくられるのが大半だからです。

あるとき、脳卒中後遺障害で入院中の九〇歳のおばあちゃんに、「寝たきりになりたいですか?」と聞いたら、「いやだ! 冗談じゃない」と言われました。

誰しも好んで寝たきりになるわけではないはずです。

自分の力で起きることができない人であれば、リハビリテーションによって自立できるように練習する。それでも不可能であれば、誰かが起こしてあげればいいのです。そして、朝から夜寝るまでは服に着替えて、起きていられるように援助すればいいのです。そうすれば「寝たきり」はゼロです。それを、何もしないで「患者が(勝手に)寝たきりになった」と言わんばかりの医療人の発言は、本当に過去のものにしなければなりません。これもまた、回復期の役割でしょう。発信することも大切です。

機能分化・連携の鍵は〝リハビリテーションの流れ〟にあり

そもそもリハビリテーションの概念には、急性期（救急）医療において早期離床を図り、廃用症候群を予防する「急性期リハビリテーション」、障害を改善し、在宅復帰を目指す「回復期リハビリテーション」、そして獲得された生活機能の維持・向上、さらには活動・参加を支援する「生活期（維持期）リハビリテーション」という流れがあり、適切かつ継続的なリハビリテーションの展開を行うことの重要性が言われてきました。

●生活の視点を組み込む

そこでさらに、この流れに生活の視点を入れると、「急性期医療には《生活の準備》、回復期は《生活の再建》そして慢性期医療では《獲得された生活機能の維持・向上そして活動・参加》」ということになるわけです（図5-2）。

この生活の視点を地域医療の概念のなかにしっかりと組み込み、それぞれの病期において果たすべき役割を実施していく。もちろんその前提には、多職種協働が、機能分化・連携の本質です。もちろん、栄養管理や口腔ケア（口腔衛生・機能の改善・維持向上を目指した）は継続的に

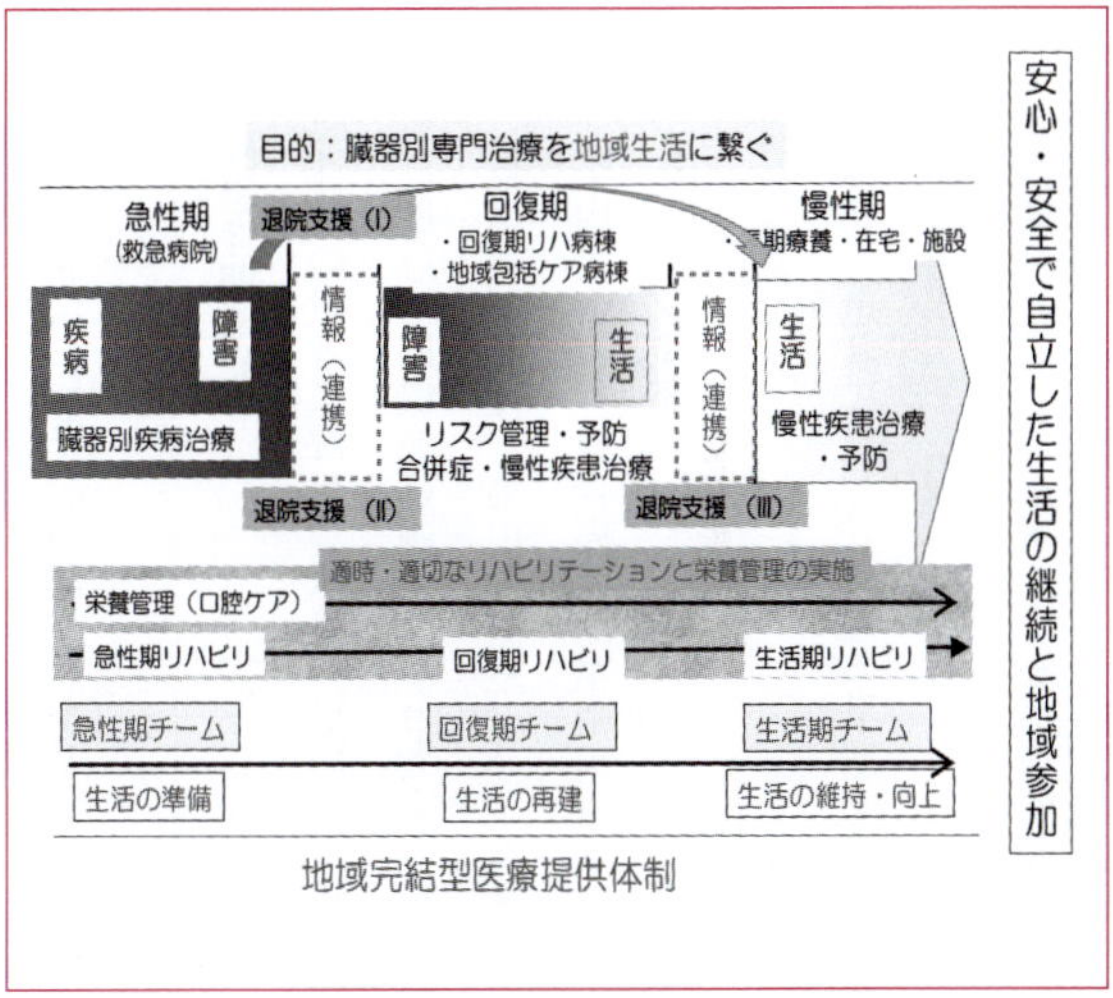

図5-2　これからの地域医療：機能分化と連携

実施されることが大切です。

いかがでしょう？　これで、高度に進歩した急性期医療が着実に地域生活につながる地域完結型ができあがることになるのではないでしょうか？　まさに「医療が生活に出会う」です。そしてこれからは「医療と生活が融合」し、「医療が地域と向き合う」時代になっていくでしょう。

参考文献

・栗原正紀、井上健一郎「地域包括ケアシステムにおける救急医療のあり方」『Pharma Medica』三三巻三号、一三〜一七ページ、二〇一五年

地域医療構想の問題点

これまでの機能分化・連携の本質に関する議論をもとに、各地で問われている地域医療構想の問題点について考えていきましょう。

国は、地域医療構想では「高度急性期」「急性期」「回復期」「慢性期」と明確な機能分化を推進していくように考えています。そして、それぞれの機能の違いを、二〇一五年度「病床機能報告マニュアル」に改定したものを公表しています。以下にあげます。

《高度急性期機能》

・急性期の患者に対し、状態の早期安定化に向けて、診療密度が特に高い医療を提供する機能

※高度急性期機能に該当すると考えられる病棟の例

救命救急病棟、集中治療室、ハイケアユニット、新生児集中治療室、新生児治療回復室、小児集中治療室、総合周産期集中治療室など、急性期の患者に対して診療密度がとくに高い医療を提供する病棟

《急性期機能》

・急性期の患者に対し、状態の早期安定化に向けて、医療を提供する機能

《回復期機能》

・急性期を経過した患者への在宅復帰に向けた医療やリハビリテーションを提供する機能

・特に急性期を経過した脳血管疾患や大腿骨頚部骨折等の患者に対し、ＡＤＬの向上や在宅復帰を

目的としたリハビリテーションを集中的に提供する機能（回復期リハビリテーション機能）
《**慢性期機能**》
・長期にわたり療養が必要な患者を入院させる機能
・長期にわたり療養が必要な重度の障害者（重度の意識障害者を含む）、筋ジストロフィー患者又は難病患者等を入院させる機能
（厚生労働省ホームページ：病床機能報告の基本的考え方．病床機能報告マニュアル①、p一～二、平成三〇年九月）

これでは、生活の視点がまったく配慮されていません。そこで、リハビリテーションの観点から以下のように整理してみました。

●医療機能の分化：それぞれの機能と終了基準（案）

大切なことは、生活の視点と退院（退棟）基準を入れることです（表5－1）。

高度急性期・急性期

救命・救急もしくは臓器別専門治療を行う役割がありますから、そこに集中します。おそらく、高度急性期であれ、急性期であれ、専門家チームによるクリニカル・パス等に沿った臓器別専門治療が行われるでしょう。この専門的な治療（手術や投薬、高度な検査など）が終われば急

性期は終了です。ただし、口腔ケアや早期離床、つまりは急性期リハビリテーションが必要です。生活の準備だけはしてくださいという意味です。

高度急性期がどのようなものかは急性期で整理していただきたいのですが、基本となることは急性期と同じです。ただおそらく違うのは、救命処置が重点的であり、急性期以上に密度の高い人員配備で観察が必要な時期となるのでしょう。

回復期

必要な患者さんには集中的なリハビリテーションを提供し、障害の改善が定常状態に達し、生活が再建されれば終了となります。脳血管疾患や大腿骨頸部骨折など寝たきりになりやすい疾患は回復期リハビリテーション病棟で、またそれ以外の患者さんで、急性期から直接在宅復帰できないが短期間の継続的な治療（リハビリテーション含め）によって在宅復帰を目指す患者は地域包括ケア病棟（post-acute）で生活の再建・在宅復帰支援を行うということになるでしょう。

コラム：地域包括ケア病棟における緊急時への対応

生活の視点を取り入れ、機能分化を整理していて困ったのは、地域包括ケア病棟です。というのは、地域包括ケア病棟には、急性期後の患者を引き受けるpost-acute（つまり回復期）の機能ばかりでなく、在宅療養患者の緊急時等の対応（入院治療）を行うような役割（sub-acute）が期待されているのです（二〇一八年度の診療報酬改定では、地域包括ケア病棟入院料・管理料1として評価されています）。この意味で、sub-acute患者に対して、入院治療から生活の再建、在宅復帰の一連の流れを包括して効率的・効果的に展開していくといった工夫が求められるでしょう。sub-acute機能を担う地域包括ケア病棟にどのような生活の視点を組み込めるかは重要な課題だと思います。

いずれにしても、地域包括ケア病棟は、いまのところ急性期と回復期をミックスした機能が期待されているようです。はたして今後もこのままかどうか、もう少し変化していく余地があるような気がします。物事は単純なほうがわかりやすくてよいのではないでしょうか。

慢性期

長期にわたって継続的な観察の下で医療的処置が必要な患者さんに対しては、長期療養病床ということになるでしょう。今後、長期療養中であっても、リハビリテーションサービスが提供され、寝たきり（寝かせきり）がゼロになるような方策が望まれます。

表5-1　医療機能と生活（私案）

医療機能	医療機能	生活の視点	リハビリテーション	退院・退棟基準	病棟
高度急性期機能・急性期機能	救命・救急 臓器別専門治療	生活の準備	急性期リハビリテーション	救命処置終了 臓器別専門治療終了	7：1以上 10：1
					地域包括ケア病棟（sub-acute）
回復期機能	全身管理 再発・合併症予防 合併症治療 慢性疾患の継続的治療	生活の再建 障害の改善	回復期リハビリテーション	障害改善プラトー 生活再建修了 病態の安定	回復期リハビリテーション病棟 地域包括ケア病棟 （post-acute）
慢性期機能	全身管理 再発・合併症予防 合併症治療 継続的療養	生活機能維持向上 活動・参加 寝たきり予防	生活期リハビリテーション	生活再建 退院支援	療養病棟 介護医療院 在宅療養 施設等

医療機能の分化とはすなわち連携が重要

そもそも医療機能分化は役割分担ですから、連携の場合には急性期であれ、回復期であれ、最終目標は共有する必要があります。私はこの連携の最終目標は、結局は《高度に進歩した急性期の臓器別専門治療を着実に地域生活につなぐ》こと、つまり、連携によって「安全・安心な地域生活に戻ることができる」ことだと思うのです。ですから、医療機能分化には生活の視点が非常に重要になるのです。この地域医療の最終目標を効率よく・効果的に達成させるために、それぞれの病期の質の向上を図り、多職種協働で役割を果たす。そして連携によって適切な情報が伝達され、着実に地域生活につながれていくことが重要だと思うのです。そこで、伝達される情報も適切でなければなりません。

昨今、つくづく感じることは、病院同士の連携（病・病連携）はスムーズにいっているようです。が、どうやら院内連携（とくに高度急性期病棟と一般急性期病棟との関係）に問題があるような気がします。スタッフ数が激減するためにケアが行き届かなくなるのでしょうか？　この状況はどうやら大学病院や公的病院などで起こっているようです。どの病棟でも「寝たきりをつくらない」「生活の準備をしっかりする」ことを実施してほしいものです。

急性期から回復期や慢性期等へ退院（転院・転棟含め）する場合、

原疾患に関する情報だけでなく、全身状態にも気を配ることが望まれます。併発症がないかどうか、慢性疾患のみならず、栄養状態、炎症反応、貧血の有無などに対するコメントも必要でしょう。また、本人・家族にどのように説明しているかはとても重要なことです。回復期以降は、急性期に対して「ぜひ、お忘れなく！」と求めるようにしましょう。

多くの病院で地域医療連携室が設置され、転院等を含め、退院支援を行っているようですが、その弊害として、例えば、当院と急性期病院の担当医師や看護師同士の顔の見える関係が希薄になってきているような気がします。「形ができたら、それを守ることにエネルギーが注がれ、気がついたら本質が消えてしまっている！」などということはないでしょうか。

これからの地域医療のかたちを模索する

地域包括ケア時代を支える地域医療への転換のために

ここで、もう少し地域医療構想調整会議で議論し、共通認識化すべきと思うことを整理しておきます。

議論・共通認識にすべき課題は、

・高齢者医療の体系化
・多職種協働
・医療機能の分化・連携に基づく地域完結型医療提供体制の整備
・医療・介護連携、
・在宅医療のあり方

などがあげられます。

地域医療構想は、これらの議論を前提として、二〇二五年以降の人口動態の変化、そしてそれを鑑みた地域における必要病床数を推計し、医療機能の分化のなかで、いまからその準備をしていこうというものです（ちなみに、高齢者人口は二〇四〇年くらいまでは増加しますが、それ以降は、いま以上に急速に減少していきます。したがって、入院する患者さんも急速に減少していくことになります)。これらの変化を見込んで、病院機能の転換、病床数の削減など、これからの医療機関は苦渋の決断が求められていくでしょう。そして、近い将来の少子・超高齢・人口減少社会を見据え、医療機能の分化・連携が強化され、地域完結型医療提供体制が整備されていきます。また一方では、地域生活に密着し、地域包括ケアシステムに積極的に寄与する病院医療のあり方の模索が始まっています。

求められる「地域密着型病院医療」の提案

医療機能の分化において地域密着型医療サービスの提供が可能なかたちを模索してみましょう。典型例として、二つのかたちがあります。

一つは、**地域密着型リハビリテーション拠点**です。

いまや、全国に回復期リハビリテーション病棟を併設した病院が増え、リハビリテーション専門職も多く誕生し、その大半が回復期リハビリテーション病棟に勤務しています。また昨今、診療報酬改定の影響もあり、そのような病院で介護保険のリハビリテーションサービス(通所リハビリテーション、訪問リハビリテーション等)も併設するようになっています。そのような病院が地域のリハビリテーション拠点となり、リハビリテーション専門職が積極的に地域にかかわりをもち、地域包括ケアシステムの一翼を担うというものです。これに関しては後の項目で長崎市のモデル事業を紹介します。

もう一つは、**在宅療養支援センター構想**(図5-3)です。

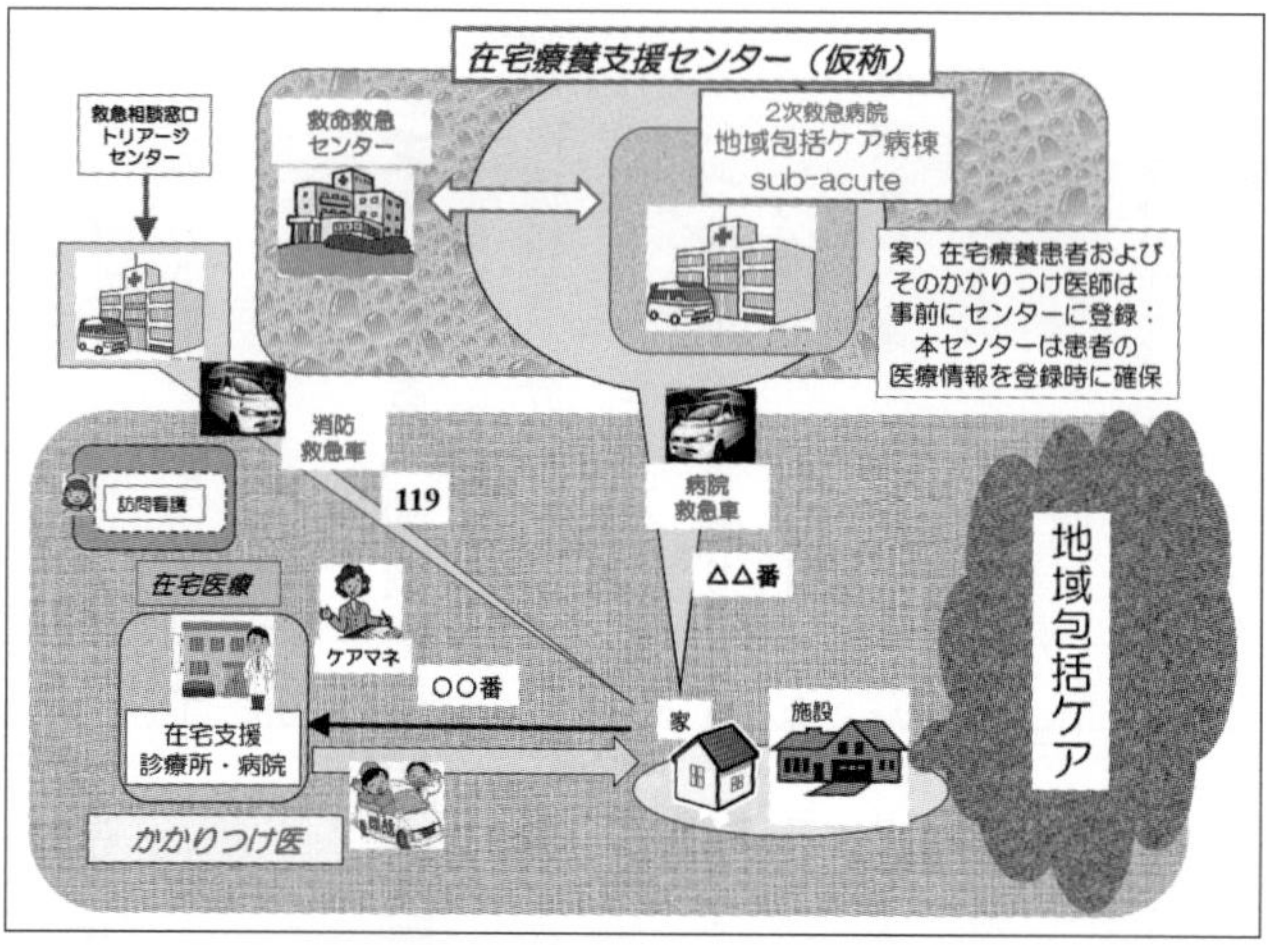

図5-3　在宅療養支援センター構想

これは在宅療養支援病院の進化型といえるものです。今後、ますます在宅医療の充実が求められることから、「地域において、継続して在宅療養が必要な患者・家族そしてかかりつけ医等を、身近に、積極的に支援する」地域密着型病院です（ちなみに、本センターは長崎医療圏域では従来から二次救急医療を担い、地域包括ケア病棟を開設している二〇〇床以下の民間病院が担うことをイメージしています）。

具体的には、在宅療養を行う患者およびかかりつけ医などの情報を、患者・家族の了解の下で在宅療養支援センターに登録し、在宅療養中に何らかの合併症（例えば肺炎など）を起こしたり、急変して入院したり、あるいは病院での処置や精密検査が必要になった場合に、登録した病院から看護師と病院勤務の救急救命士が病院の救急車（病院救急車）で家や施設まで迎えに行くというシステムです。そして入院するのは原則、地域包括ケア病棟（sub-acute type）ということになりますが、もしも高度な専門的検査・治療が必要な状態であれば重装備した急性期（高度急性期）病棟に入院ということになるでしょう。

参考文献

・猪口正孝「超高齢社会と救急医療：民間救急車の活用など」『Pharma Medica』三三巻三号、九〜一二ページ、二〇一五年

地域リハビリテーション支援体制と地域包括ケアシステム

国は、二〇二五年をめどに地域包括ケアシステムの構築を実現して自助・互助・共助・公助を基本とした「地域共生社会の実現」を目指しています（厚生労働省ホームページより）。

この地域包括ケアシステムは、前にも記しましたが、日本リハビリテーション病院・施設協会が地域リハビリテーションの理念として掲げている「障害の種類、程度、年齢、人種を乗り越え、すべての人々が、住み慣れたところで、一生安全に、その人らしくいきいきとした生活ができる」よう、あらゆる人々や機関・組織がリハビリテーションの立場から協力し合う「ソーシャル・イ

ンクルージョン（Social Inclusion）」を目指す活動に一致するものです。

地域包括ケアシステムの構築を目指すいまこそ、地域リハビリテーション支援体制が重要になってきていると実感しています。現在、存続し活動している県はさらに進化させて日常生活圏域での展開を、また消滅した県は実情に合わせた活動のシステムづくりが望まれます。

従来、システムとして構築された地域リハビリテーション支援体制は県の事業であり、二次医療圏域までの範疇となっています。しかし二次医療圏域に一カ所の地域リハビリテーション広域支援センターでは守備範囲が広すぎるという弱点があります。一方、地域包括ケアシステムの構築はまさに日常生活圏域（おおよそ中学校区単位）で、市町がシステム構築に重要な役割を担うことを考慮していくことが大切です。

参考文献
・澤村誠志『地域リハビリテーションと私』ＣＢＲ社、二〇一八年

●在宅支援リハビリテーションセンター構想

地域包括ケアシステムでは、日常生活圏域において高齢者や障害児・者等が住み慣れた地域で安全・安心な生活が継続できるように、介護予防・自立支援そして要介護状態であっても重症化防止の観点からリハビリテーション専門職が地域リハビリテーション活動を展開することが期待されています。そこで、浜村明徳前会長に引き続き日本リハビリテーション病院・施設協会会長

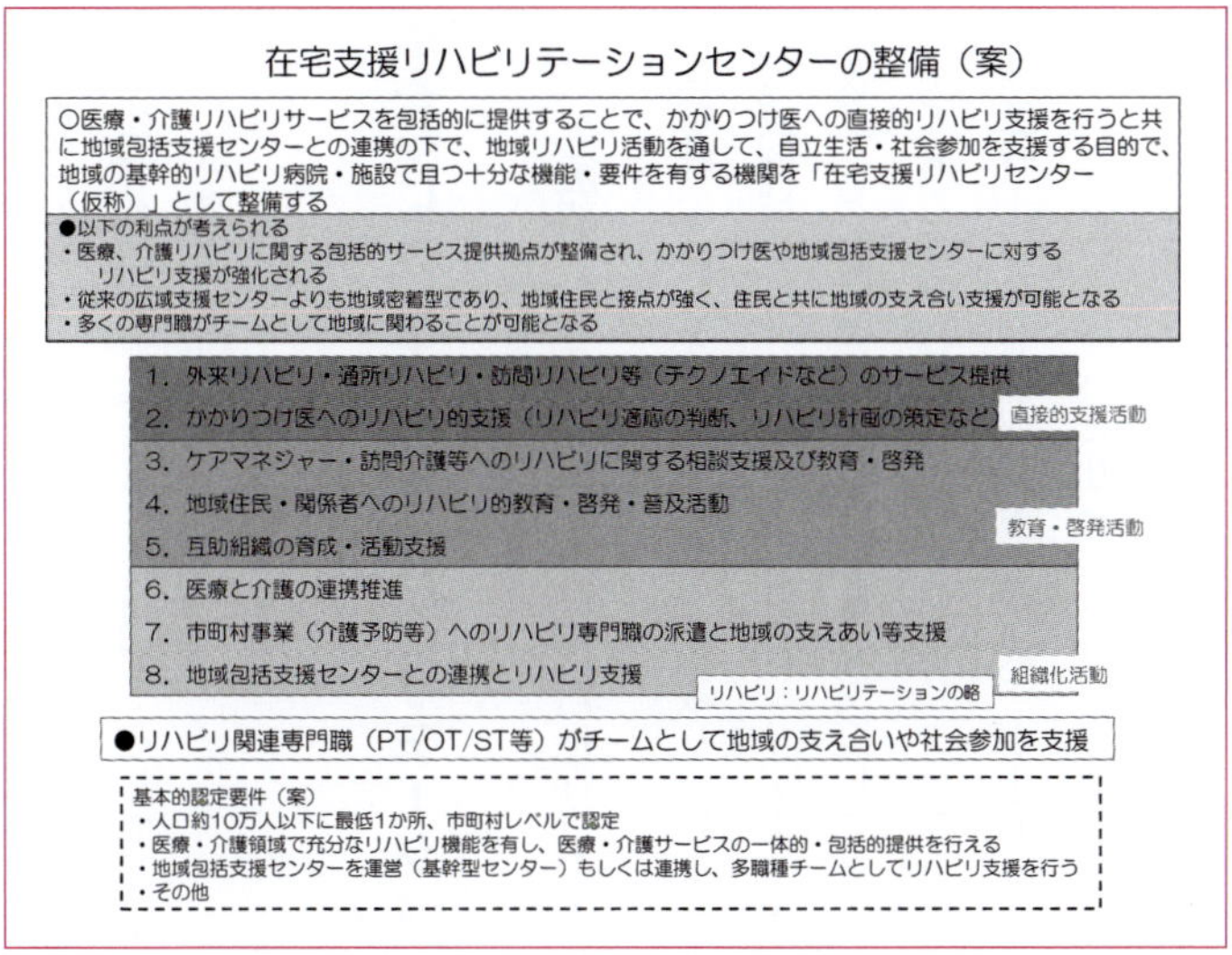

図5-4　在宅支援リハビリテーション構想

として私は、厚生労働省社会保障審議会の介護給付費分科会（平成二六年九月二九日開催）において、地域包括ケアシステムに重要な位置づけとなる地域密着型リハビリテーションの拠点として次のような「在宅支援リハビリテーションセンター構想」を提案しました（図５－４）。

《在宅支援リハビリテーションセンター構想》

医療・介護リハビリテーションサービスを提供し、十分なリハビリテーション専門職が多職種協働で勤務する病院や介護老人保健施設を対象として、市・町が「在宅支援リハビリテーションセンター」として指定、地域リハビリテーション活動に資する、育成されたリハビリテーション専門職等を地域に派遣するというものです。

つまり、このセンターから日常生活圏域に派遣されるリハビリテーション専門職は、地域ケア会議等に参画することはもちろんのこと、かかりつけ医、地域包括支援センター、ケアマネジャー等に対してリハビリテーション支援を実施します。

さらに地域においては、要介護者（高齢障害者・認知症者等）や障害・児者、難病者などの活動・社会参加の推進・重度化防止、そして互いに支え合う地域づくり等を目指してかかわっていくことが期待されます。

●長崎における地域リハビリテーション活動と地域包括ケア

継続・展開される長崎県地域リハビリテーション支援体制

長崎県では一九九八年以来、地域リハビリテーション支援体制が県の事業として継続され、二次医療圏域に一一カ所の地域リハビリテーション広域支援センターが、協力病院とともに転倒予防教室などさまざまな市町事業を支援してきました。また、長崎県リハビリテーション支援センターであるＮＰＯナガサキリハビリテーションネットワーク（医師、理学療法士、作業療法士、言語聴覚士の各職能団体等で構成）が中心となって地域リハビリテーションに資する人材育成にも努め、多くのリハビリテーション専門職等に地域リハビリテーション活動への想い・志が引き継がれています。

昨今では、災害リハビリテーションに関する研修会も開催しています。しかし、地域リハビリテーション広域支援センターの守備範囲が広く、地域包括ケアシステムが目指す日常生活圏域に対してきめ細かな支援を展開することは非常に困難であるという、体制的な弱点が存在していました。

動き出した「長崎市在宅支援リハビリセンター推進事業」

このような状況下で、地域包括ケアシステムの構築を目指し、きめ細かなリハビリテーション支援を展開する目的で長崎地区二次医療圏を担当する地域リハビリテーション広域支援センターが長崎大学保健学科との協議を経て、長崎市地域包括ケア推進協議会（二〇一五年度より開催、事務局：長崎市地域包括ケアシステム推進室）により、長崎市在宅支援リハビリセンター推進事業が提案されました。そして、長崎県との協議の結果、三年間のモデル事業として二〇一七年一〇月から「長崎市在宅支援リハビリセンター推進事業」が開始されました。

●長崎市在宅支援リハビリセンター推進事業概要

この事業は、長崎市が県の地域リハビリテーション支援体制の下で地域包括ケアシステムの推進を目指したものです。地域包括支援センター一〜三カ所の領域を一圏域（人口三万から七万人）として、市内を八つの圏域に区分けして、それぞれの圏域に一カ所「長崎市在宅支援リハビリセンター」を指定（事業委託）しました。指定には、十分な数のリハビリテーション専門職が従事している病院や介護老人保健施設から公募し、選考会で決定されました。具体的な事業内容を、紹介します。

《長崎市在宅支援リハビリセンター推進事業の概要》

①かかりつけ医との連携づくりに関する業務

地域医療の中心的役割を担われるかかりつけ医に、リハビリテーションの視点や医療・介護の連携体制構築への理解を深めていただき、介護予防や重症化予防を図ります。

②センター外部のリハビリテーション専門職との支援体制の構築に関する業務

リハビリテーション専門職が積極的に地域に出向き、介護予防や重症化予防の普及啓発が行われる支援体制構築の検討を図ります。

③介護従事者等のリハビリテーションに係る知識及び技術の向上に資する業務

介護支援専門員がケアプラン作成時や介護従事者等が介護をする際に、リハビリテーションの視点から本人の能力を活かした支援内容や自立支援に向けた介護が行なわれるよう、リハビリテーションに係る知識及び技術の向上を図ります。

④介護従事者等のリハビリテーションに係る相談への対応及び同行訪問に関する業務

リハビリテーション専門職が地域ケア会議（個別事例）に参加、または介護従事者等からの相談に助言することで、介護従事者等の高齢者に対する自立支援の意識向上やアセスメント力の向上を図ります。

⑤高齢者の自主的な活動への参加の促進に関する業務

リハビリテーション専門職が、積極的に高齢者の自主的な活動への参加の促進に努め、通いの場の開設時や運動を取り入れた介護予防の取り組みを行う市民に関わることで、より効果的な健康づくりと介護予防を推進します。

（参照：長崎市ホームページ：長崎市在宅支援リハビリセンター推進事業の活用について）

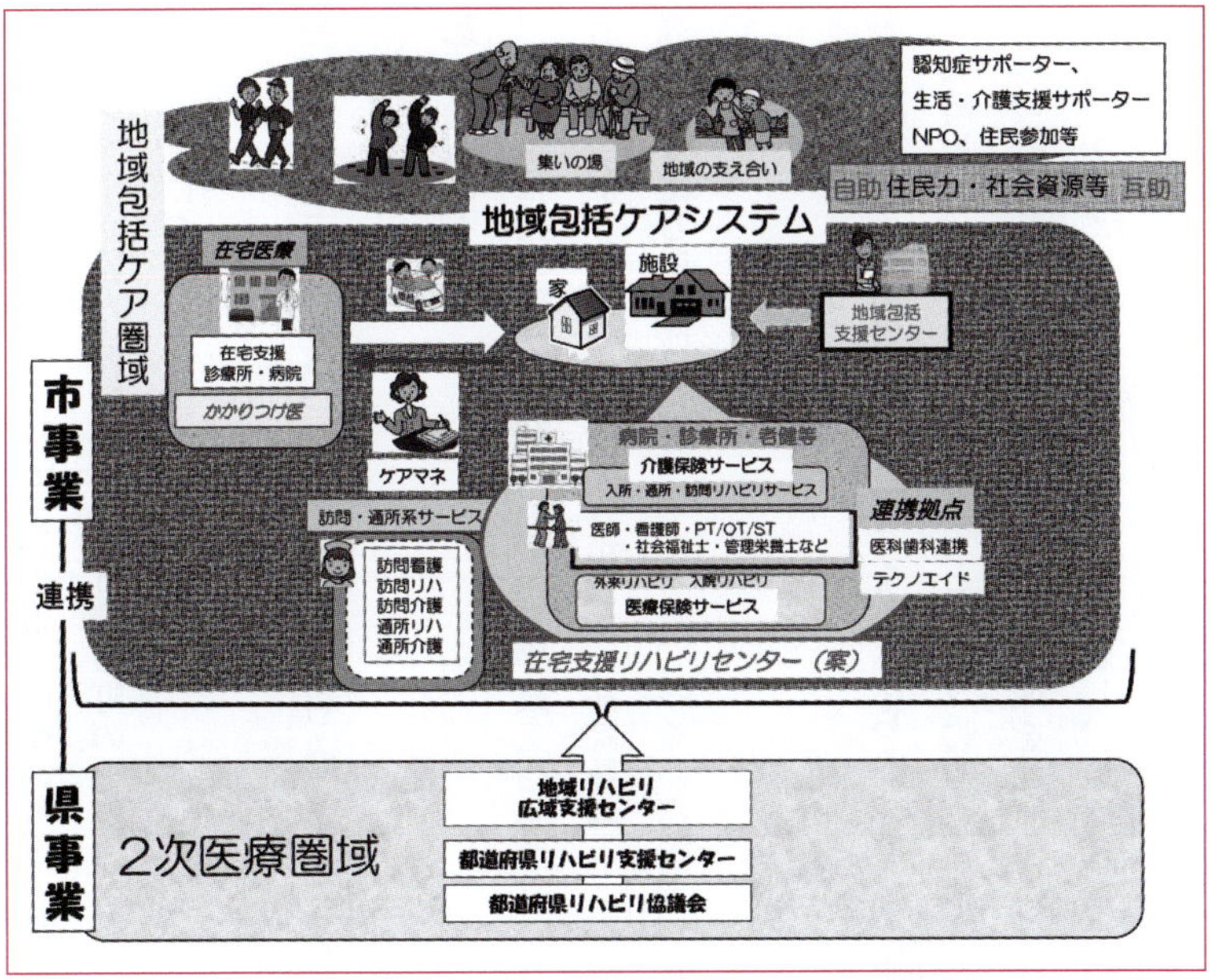

図5-5　地域包括ケアシステムと地域リハビリテーション支援体制

地域リハビリテーション広域支援センター（県事業）との整合性

長崎県と長崎市は、地域リハビリテーション支援体制整備事業と長崎市在宅支援リハビリセンター推進事業の整合性について協議を行い、以下のような整理が行われました（図5－5）。

地域リハビリテーション広域支援センターは、

・在宅支援リハビリセンターの機能について高所から評価・指導・支援を行うために、長崎市在宅支援リハビリセンター代表者会議の一員として参加する。

・在宅支援リハビリセンターや連携病院等に勤務するリハビリテーション専門職等の地域リハビリテーション活動に資する人材育成

を担う。

・また二次医療圏域で長崎市外の地域については、従来どおり地域リハビリテーション広域支援センターが協力病院とともに直接市町の支援にかかわる。

という位置づけになりました。

長崎市在宅支援リハビリセンターからみえてくる景色

■長崎市の全貌

長崎市は人口四一万八一三四人（平成三〇年四月一日現在）、高齢化率三〇・二％・要介護認定者二三・六％（平成三〇年一月現在）、病院数四六（平成二九年一二月現在）で急速な人口減少、高齢化が進む県庁所在地です。また、多くの高齢者が斜面住宅地に独居・老々介護状態で暮らしています。

■長崎市在宅支援リハビリセンターからみえてくる風景例

長崎市は全体でみると、歴史とロマンに溢れる観光都市ということになりますが、それ以外の地域の特異性が不鮮明で、日常生活圏域を見渡すには広すぎるため、観光都市といった表面的な景色しかみえてこないでしょう。しかし、地域包括支援センター二～三カ所の領域で設定された長崎市在宅支援リハビリセンターの圏域であれば、みえてくる風景はよりきめ細かく、密着感をもって地域生活を推察することが容易になると思われます。また、そこにある歴史や文化（祭り

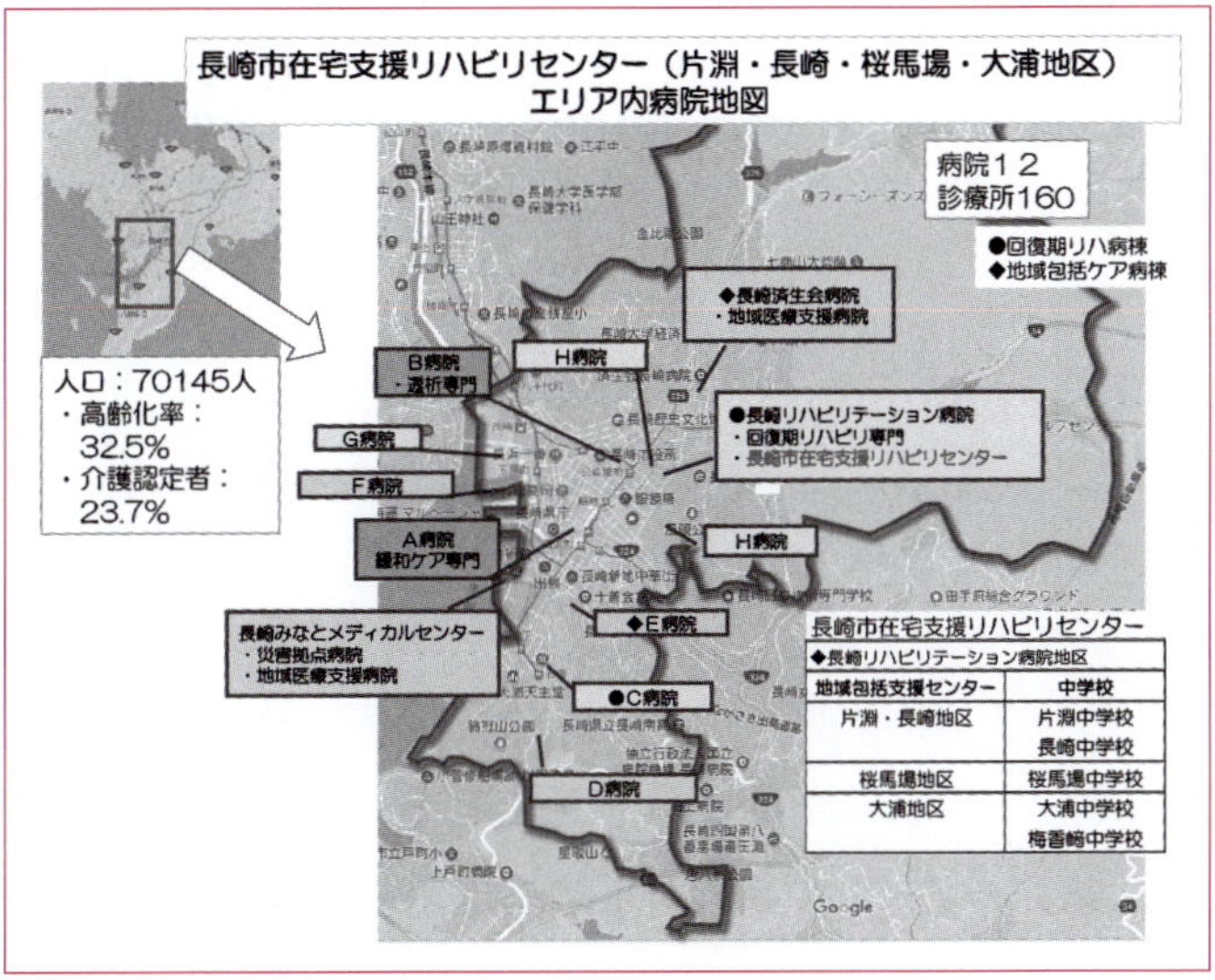

図5-6　長崎リハビリテーション病院担当エリア

など）を通して、地域の特異性が浮き彫りになってくるでしょう。

今回の事業で当院が担当する圏域は、中心市街地を含むもっとも広い範囲（人口七万一四五人、高齢化率三二・五％、要介護認定者二三・七％）で、五つの中学校と三カ所の地域包括支援センターがあります。また医療施設は一二の病院（公的病院二カ所）と診療所一六〇そして一つの介護老人福祉施設があります。（図５－６）

ちなみに、地域医療構想の観点でみても、長崎市内には四六の病院（大学病院を含め公的病院は五つ）が存在しますが、それぞれの機能と地域とのかかわりを明確に論じることは非常に困難です。このため、現在重要な課題とされている「地域医療構想」の調整会議でも、なかなか議論が「長崎の地域医療」という観点にならないといった状況を呈しています。しかし、当院が担当する圏域であれば、それぞれが担う医療機能がほぼ鮮明にみえてきます。急性期医療を担うのは二つの公的病院を含めて三～四病院、回復期は回復期リハビリテーション病棟かまたは地域包括ケア病棟を有する四つの病院が主で、慢性期医療が二病院、そのほかは透析や緩和ケア専門病院です。

このように八つに分けた各圏域で医療や介護に関する社会資源を整理し、急性期から地域生活支援に至る流れでみていけば、それぞれの医療機関・施設・サービス事業所のもつ役割や位置づけも明らかになってくるでしょう。

第6章

地域リハビリテーションの基本は、地域の歴史・文化を知ることから

わが街・長崎

長崎の人口推移と住宅地

地域リハビリテーション活動を理念とする私たちにとって、地域の歴史・文化・生活などを知ることはとても重要で、学ぶべき・熟知すべきテーマと考えています。ここで少し、皆さんに長崎の地勢・経済・歴史・文化について紹介します。

人口の推移

長崎はほかの地方都市と同じように、超高齢・少子化・人口減少の都市です。

二〇〇五年、長崎市はいわゆる〝平成の大合併〟で長崎市周辺地域（西彼杵郡十町）のうち七町を合併しました。合併後の人口は四五万五二〇六人、高齢化率（六五歳以上の高齢者の割合）は二二・六％でしたが、二〇一八年には四一万六七八九人・高齢化率三〇・八％となっています（ちなみに、同じ範囲（長崎市および合併となる地区）の人口合計は二〇〇〇年ではるかに多く、四七万一三五人・高齢化率一九・五％でした）（表６－１）。

表6-1　長崎市の人口推移

長崎市	2000年	2005年	2018年
人口（人）	470,135	455,206	416,789
高齢化率（%）	19.5	22.6	30.8

表6-2　長崎市の世帯数の推移

（単位：世帯）

年	単独世帯	うち、高齢単独世帯	%	夫婦世帯	うち、夫婦共高齢世帯	%
2000年	53,463	16,384	31	36,612	—	—
2005年	56,322	18,690	33	37,710	—	—
2010年	63,159	21,294	34	38,887	17,528	45
2015年	69,504	24,965	36	39,568	22,962	58

世帯の変化

同様に長崎市の世帯数をみていくと、単独世帯数が徐々に増加するとともに、そこに占める高齢単独世帯の割合は二〇〇〇年には三一％であったのが二〇一五年には三六％と増えています。また夫婦世帯も増加していますが、単独世帯ほどの増加ではありません。ただし、夫婦世帯のうち、ともに六五歳以上が二〇一〇年には四五％であったのが、わずか五年後の二〇一五年には五八％となっていました（表6－2）。

つまり長崎市は、少子高齢化・人口減少社会であることの反映として、生活状況では、独居高齢者の増加、老夫婦二人暮らしの増加が進んでいっている状況です（長崎県ホームページ：長崎県統計課：長崎県異動人口調査年齢別市町別推計人口）。

ただし、このデータには課題があります。

今後、地域包括ケアシステム構築を視野に入れ、実態をより適切に考察していくためには、六五歳以上を一括りで高齢者とするのは、もはや現実的ではありません。少なくとも要介護者の割合が急増するといわれる七五歳以上でみていく必要があるでしょう。さらに、これら独居または老夫婦世帯の住まいがどこにあるかが重要です。

市街地の類型化からみた斜面住宅地

長崎市は、二〇〇五年に合併した七町と山に囲まれた市街地以外の五地区（山の外側など）を除いた市街地を既成市街地としています。その面積は三九〇〇ヘクタールで、類型化された既成市街地をみると、そのうちの斜面住宅地は二八〇九ヘクタール、平坦部五六四ヘクタール、郊外部の住宅団地が五二七ヘクタールとなっています。

その人口比をみてみると、既成市街地人口に占める斜面住宅地の人口は二〇〇〇年には七〇％でしたが、二〇一七年には既成市街地人口全体および斜面住宅地の人口が減っているにもかかわらず、平坦部人口のみが明らかに増加しています（表6－3）。

世帯数は二〇〇〇年に比べ二〇一七年には既成市街地全体としては増加しているのですが、斜面住宅地は著変なく、また郊外部の住宅団地は微減で、その増加が顕著なのは平坦部の世帯数でした（表6－4）。これは平坦部に増えた空き地が、駐車場かマンションに変わっていっている、とくにマンションがどんどんできている状況を反映していると思います。また、高齢化率の変化をみると、二〇一七年には既成市街地は全国平均を上回る三一・二％と高くなっていますが、二〇〇〇年に比べて著明に高齢化が進んでいるのが、郊外部の住宅団地でした（表6－5）。

このことは、おそらく長崎だけの現象ではなく、どこでも起こることでしょう。かつて新興住宅地として開発された団地には、同じような年齢層が住みはじめました。このため、時が経てば当然ながら、一挙に高齢化が起こってしまうわけです。斜面住宅地や郊外部の住宅団地に多くの

表6-3　長崎市の類型別人口比

類型（人口）	2000年	%	2017年	%
1 平坦部	39,303	12	47,492	17
2 郊外部の住宅団地	59,736	18	45,556	16
3 斜面地	225,813	70	191,571	67
既成市街地（1～3の計）	324,852	100	284,619	100

表6-4　長崎市の類型別世帯数

類型（世帯数）	2000年	%	2017年	%
1 平坦部	19,227	13	26,605	18
2 郊外部の住宅団地	22,203	16	21,010	14
3 斜面地	99,103	71	99,092	68
既成市街地（1～3の計）	140,533	100	146,707	100

表6-5　長崎市の類型別高齢率

類型（高齢化率）	2000年	2017年	差
1 平坦部	21.1%	26.2%	5.1%
2 郊外部の住宅団地	14.6%	32.8%	18.2%
3 斜面地	21.4%	32.0%	10.6%
既成市街地（1～3の計）	20.1%	31.2%	11.1%

高齢者が独居または老夫婦二人暮らしで住んでいることが長崎の特徴のようです。

注：斜面地とは、斜度五度以上または標高二〇メートル以上の地区となっています。

〔出典：長崎市ホームページ：長崎市都市計画マスタープラン（平成二八年）より〕

救急搬送データバンクから

長崎では救急搬送のときに、状況によって救急車以外に消防車も出動します。ちなみに、二〇一六年度の長崎地区（長崎市および周辺二町）における救急搬送データをみると、総搬送件数は二万七七六四件で、そのうちの六四％は、高齢者（六五歳以上）でした。そこで、患者さんがどこから搬送されたかをみると、救急車が横付けできない斜面地区からの搬送が全体の一三％で、そのうち七六％が高齢者でした（表6－6）。参考までに、介護施設からの搬送は全体の七％程度でした（表6－7）。

表6-6　長崎地区救急搬送数と地区別割合　（2016年度）

年齢層	斜面地区	%	横付け地区	%
65歳未満	651	24	6,835	38
65歳以上	2,059	76	11,219	62
計	2,710	100	18,054	100
%	13		87	

表6-7　救急搬送発生場所　（2016年度）

年齢層	住宅	医療機関	介護施設	その他
65歳未満	3,459	995	31	3,001
65歳以上	7,679	2,187	1,505	1,907
計	11,138	3,182	1,536	4,908
%	54	15	7	24

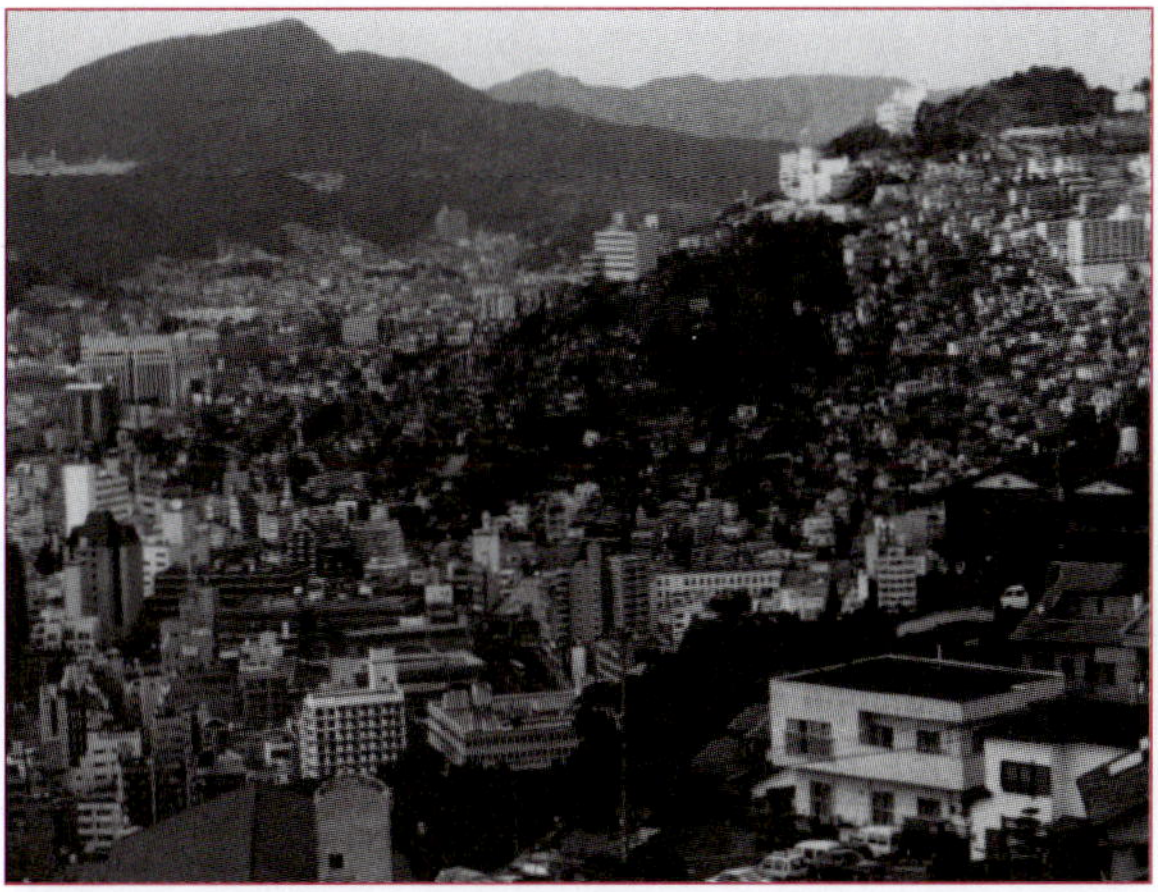

図6-1　斜面が多い長崎の街並み

長崎斜面研究会

長崎市は先のデータにもみられるように、斜面住宅地に既成市街地人口の約七割が住んでいます。なかでも、車が横付けできない斜面地などは、高齢者の住環境としては外出などを阻害する大きな要因となっています（図6－1、2）。もちろん、要支援・介護者（障害高齢者のみならず、障害児・者や、乳幼児とその母親も含めて）などにとっても大問題です。このため、住み慣れたところで、その人らしく住み続けられるためには、「住まい・住まい方」には、ことのほかいろんな工夫が必要なことはいうまでもありません。

この状況を憂慮して、医療・介護従事者、大学工学部・環境科学部の教授、行政そして一般市民などの異職種の仲間たちが集まって何とかしようという思いを共有し、一九九八年から動き出したのが「長崎斜面研究会」です。この研究会の活動は、長崎市における地域リハビリテーションの推進です。

この活動によって長崎市では、次のような対策が打たれています。

①救急搬送時、患者の住所によっては消防車も出動します

②介護保険の横出しサービスとして、長崎独自の斜面住宅地における移送サービス事業が存在します

③市内三カ所の急斜面地にリフトが設置されています（図6－3）

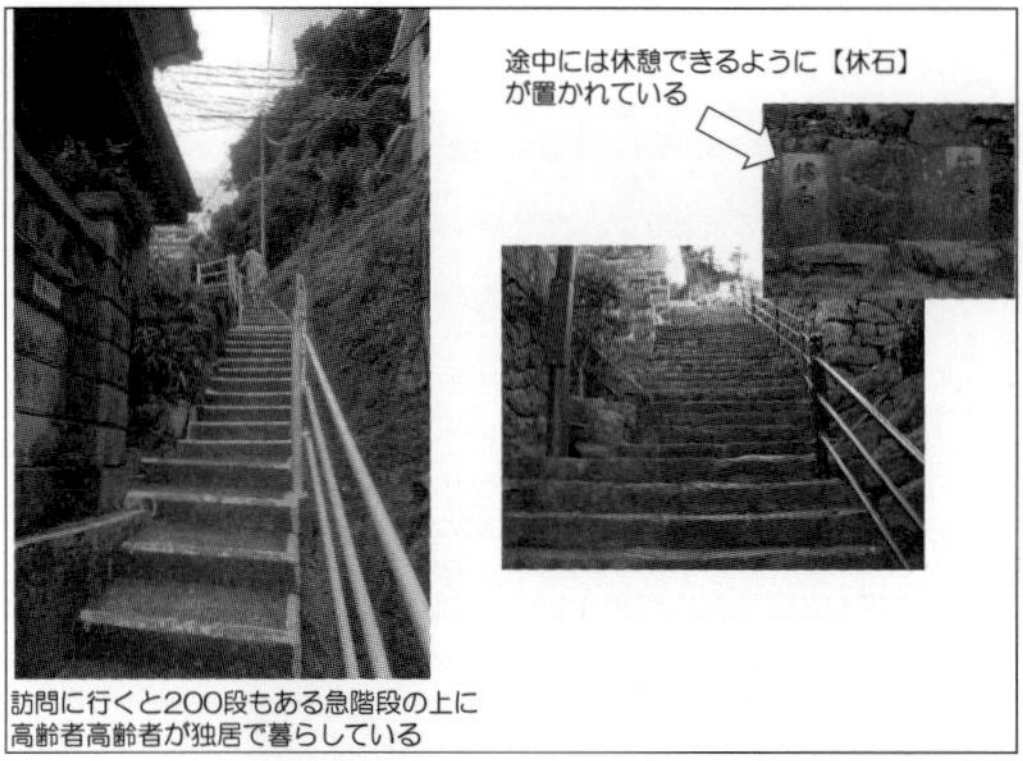
途中には休憩できるように【休石】が置かれている
訪問に行くと200段もある急階段の上に高齢者高齢者が独居で暮らしている

図6-2　斜面地の階段

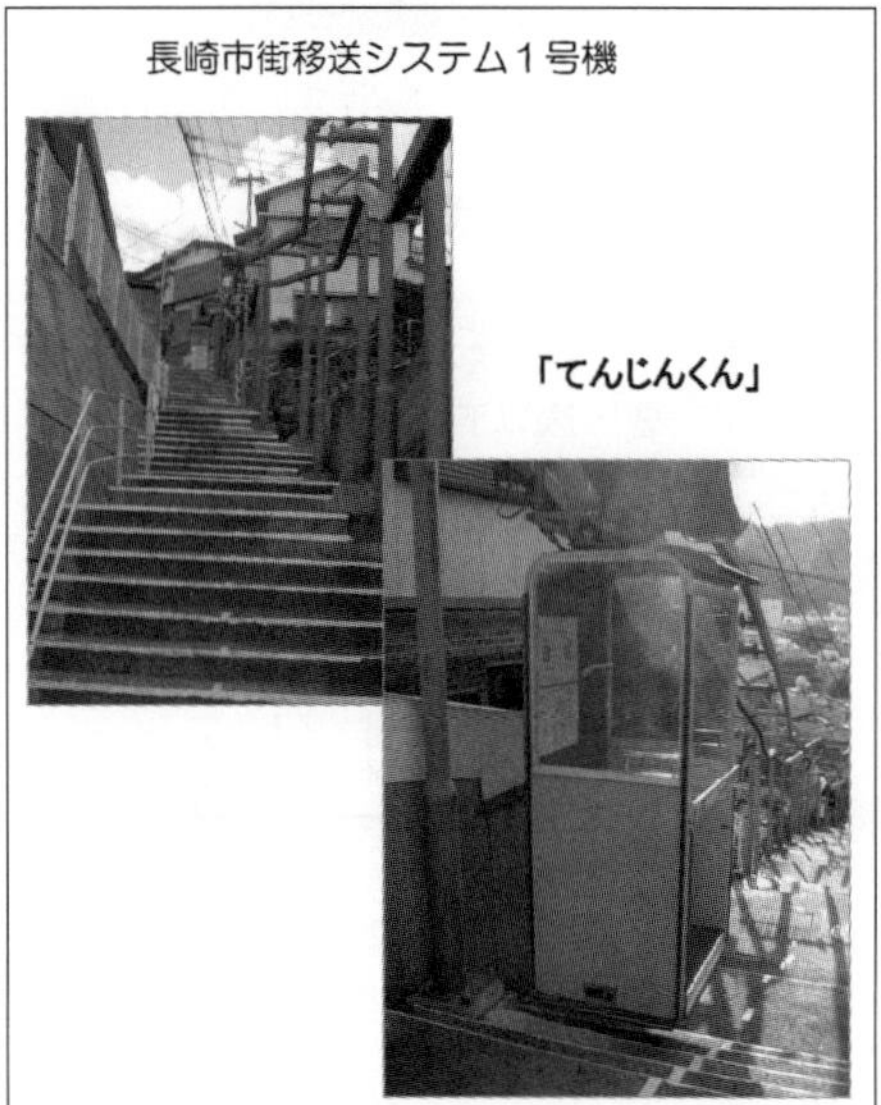
長崎市街移送システム１号機
「てんじんくん」

図6-3　長崎市内移送システム
（移送リフト、てんじんくん）

④斜行エレベーターが設置されています
⑤共同タクシーが走っています
（詳細は『救急車とリハビリテーション』荘道社、一九九九年をご参照ください）

コラム：若者の流出と当法人の少子化対策

長崎の人口変化をみていくと明らかなように、長崎市は急速な人口減少とともに高齢化が進んでいる地方都市の典型例になっています。人口減少は出生率の低下もさることながら、若者の県外流出（流出先は、九州では博多が顕著）も大きな要因です。

少子化といえば、これは自慢話になりますが、二〇〇八年二月一日に病院を開設して二〇一八年一月三一日までの一〇年間に、当法人で生まれた子どもの数は何と一四六人です。この要因には、職員の平均年齢が三〇歳くらいと若いこともありますが、何といっても夫婦手当と院内託児所の効果だと思います。いまでは、子どもが三人は普通という風潮までも生まれてきています。若干の問題は、忘年会などの職員の懇親会に子どもがたくさんいて賑やか過ぎることです。でも、すてきな光景です。

長崎の産業の将来は

昔、良港を有して貿易で栄えた長崎も、その後、岩崎弥太郎の三菱造船所によって景気が牽引され、急速に人口が増加し、斜面住宅地に家々が建てられました。しかし昨今は、その造船所も規模を縮小するなどして元気がなくなってきています。いまでは主たる産業は観光となっています。主な観光資源としては、

・世界遺産（軍艦島と潜伏キリシタン関連遺産）
・年に四回、季節ごとにある大きな祭り
　冬：ランタンフェスティバル
　春：帆船祭り
　夏：精霊流し
　秋：長崎くんち
・世界三大夜景
・反核・平和のシンボル

などがあげられます。

そうそう、もう一つの産業は、医療かもしれません。長崎市内にはおよそ四六の病院がありま す。また、徐々に減っているとはいえ、原爆医療費もあります。以前、島根県の行政の方と話を

する機会があり、そのときに「島根県の代表的な産業は何ですか」と聞いたことがあります。すると彼は即座に、「それは何といっても道路整備などの公共事業ですよ。政治家がいますからね！」と言われました。そこで、高知県の近森リハビリテーション病院の院長として着任したときに、同じような質問を医師会の先生にしたのです。そうしたら答えは「先生、それは医療に決まっているでしょう。医療は立派な公共事業ですよ！」と言われたことを覚えています。

当時は、日本でもっとも医療費を使っているといわれていたのは高知県です。さらに、調べたら、二番目は長崎県でした。しかし、社会保障費の削減が叫ばれている昨今、高知で言われた、「医療という公共事業」への依存はもう不可能です。もっと漁業や農業などの一次産業、そしてそれを基にした第六次産業、あるいはＩＴやエネルギー関連産業などが盛んになっていけば、より魅力ある長崎を創ることができるのではないだろうかと、故郷創生への想いを馳せている次第です。

鎖国と出島

安土桃山時代

長崎は一時期、日本ではありませんでした。

一五七〇年キリシタン大名である大村純忠は、長崎をポルトガル人にイエズス会領として提供し、ポルトガルとの貿易（南蛮貿易）を盛んにしていきました。そして、一五八〇年には同じく茂木もイエズス会に寄進して教会領としたのです。そして、一五八二年には天正遣欧少年使節をローマに派遣しています。ですからこの当時、長崎・茂木は日本ではなかったわけです。

そして、豊臣秀吉は九州平定に伴って、一五八七年バテレン追放令（キリシタン禁教令）を発布するとともに、一五八八年には長崎・茂木をイエズス会から没収して直轄領としたのです。つまり、秀吉が長崎・茂木を日本に取り戻したのです。さらに、禁教令に基づき一五九七年にカトリック信者二六人（日本人二〇人、宣教師ら六人）を磔の刑に処しました。

二〇一八年、潜伏キリシタン関連遺産が世界文化遺産に登録されましたが、このあたりの歴史を勉強すると、もしも禁教がなされていなければ、日本はイエズス会やポルトガルの領土・植民地になっていたのだろうか？　などと、つい思いを馳せてしまいました（決して禁教令を是とするものではありません）。ヨーロッパではキリスト教が異教徒を弾圧したり、十字軍を派遣したりしており、「宗教と政治」はいつの時代も善悪が紙一重のような要素を含んでいると思います（歴史家の見解もまたさまざまでしょうが…）。なお、処刑された彼らは、一八六二年にローマ教皇ピウス九世によって聖人の列に加えられたとのことです。

禁教・鎖国と阿蘭陀貿易

また、一六一四年、徳川家康の命により、改めてキリスト教禁止令が出されました。実質的には、一六三九（寛永一六）年に南蛮（ポルトガル）船の入港が禁止されたことで、キリスト教が禁止されたことになります。

ただ、この場合のキリスト教はカトリックを指し、カトリック教国であるポルトガルやイスパニア（スペイン）とは国交が断絶状態となったのですが、オランダなどのプロテスタントの国や中国とは交流が続けられたのです。つまり、中国およびオランダ（一六〇九年に独立）のみが、幕府の直轄地である長崎の出島を窓口として貿易を行うことが許可されました（通常ここから、一八五四年（嘉永七年）の日米和親条約締結までの期間は『鎖国時代』と呼ばれています）。

ちなみにこの体制は、第二代将軍秀忠に始まり、第三代将軍家光の治世に完成しています。ただ、先に記したように、鎖国とはいっても、オランダと中国との交易は出島を窓口として続けられていて、江戸幕府にはオランダキャピタン（商館長）によって海外情報が報告されていました。

●鎖国と海外貿易の窓口『出島』

出島は、一六三四年、幕府がポルトガルとの貿易のために、外国人流入防止政策の一環として長崎の豪商に命じて造らせた人工島で、一六三六年に完成しています。一六三九年まではポルトガルとの貿易で、そして一六四一年に平戸のオランダ東インド会社の商館を出島に移して（出島阿蘭陀商館）以降は、オランダとの貿易の窓口となったのです。出島に居留する彼らは土地の使用料を払うとともに、井戸（海を埋め立てた人工島のため飲料水が確保できないことから、愛宕山麓にあった、俗称「オランダ井戸」）から水を買っていたそうです。当時出島は扇型の人工島でしたが、高度成長時代に港の埋め立てが進み、いまでは周囲は陸地となっています。

西洋医学発祥の地・長崎

長崎といえば西洋医学の発祥の地。よく知られている人は、シーボルトだと思います。しかし、もう一人、オランダ人のポンペについても、少なくとも医療界に従事している方々は知っておいてほしいものです。

シーボルト

シーボルト（Philipp Franz B. von Siebold：1796-1866）はオランダ商館付医官として一八二三年に来日、長崎の鳴滝塾で、日本人に西洋医学（洋学）を教授して、多くの弟子を育てたとされています。何と二七歳のときです。

彼は、もともと医学者一家に生まれたドイツ人です。医学を修めるとともに博物学に造詣が深く、当時の東インド会社にオランダ領の東インド陸軍病院外科少佐として雇われ、来日したのです。その目的については一般にあまり認識されていないようですが、彼が非常に興味を抱いていた博物調査を行うためだったという話もあります。

来日した翌年には鳴滝塾を開き、西洋医学の講義や診療・技術指導などを行っています。しかしその一方で、その見返りとして弟子たちにいろいろな博物学的価値のあるものを収集させ、オランダ語でレポートさせていました。また、植物や動物、魚の写実的な絵を、絵師の川原慶賀に描かせています。

シーボルト事件

シーボルトは、幕府天文方の高橋景保から国禁の伊能忠敬が作った日本および蝦夷の地図（伊能図）の写しを手に入れたことが発覚して、一八二九年に国外追放になりました。このとき、お瀧さん（楠本瀧）との間にできた娘イネ（楠本イネ：オランダおイネで有名）の養育を二宮敬作らに託したのです。イネはのちに産科を学び、日本で最初の西洋医学の産科医となっています。彼女のお墓や記念碑は、長崎リハビリテーション病院の近くの由緒あるお寺、晧台寺の境内にあります（図6－4）。

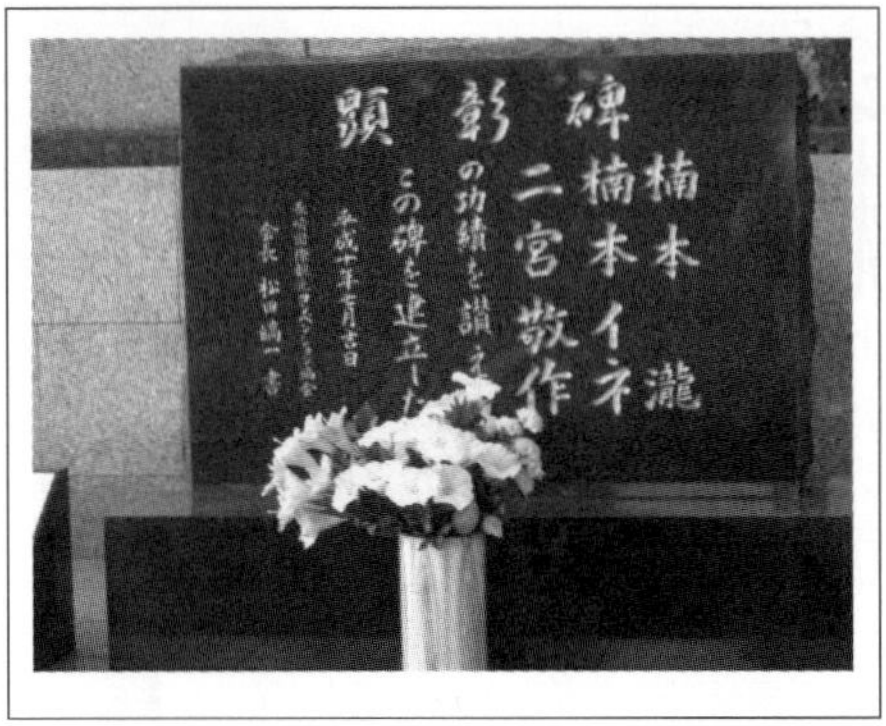

図6-4　晧台寺にある楠本イネの顕彰碑

シーボルトはオランダに帰国後、ライデン大学で教鞭を執りながら『日本』を刊行しました。一説によるとこれがヨーロッパからロシアに伝わり、ロシアの南下政策のきっかけをつくったともいわれています。実際に、アメリカからペリーが来航した同じ年の一八五三年に、ロシア人のプチャーチンが来日し、翌一八五四年に日米和親条約締結後、日露和親条約締結

（一八五五年）を行っています。

なお、シーボルトは一八五九年、息子アレキサンデルを連れて再来日し、一八六二年まで滞在していたとのことです。

シーボルトハウス訪問

数年前に私は、オランダのライデン大学にある日本博物館シーボルトハウス（シーボルトが日本で収集したものが所蔵され、川原慶賀が描いた絵や当時の調度品など収蔵品の一部が展示されています）を見てきました。そのときとても驚いたのは、当時使われていたとされる入れ歯などのほかに、引き出しの中に日本地図が収納されているのを見たときです。日本地図は没収されたと思っていましたが、それは一部だったようで、すでに国外に持ち出されていたようです。そこには、最上徳内と記されており、樺太や蝦夷などが描かれていました。最上徳内は江戸中・後期の探検家であり、江戸幕府の普請役でシーボルトとの交流も知られています。

私はこのシーボルトハウスを訪れ、改めてシーボルトスパイ説（参考：秦新二『文政十一年のスパイ合戦：検証・謎のシーボルト事件』文芸春秋、一九九二年）があることを再認識したものです。シーボルトは、西洋医学を日本人に伝授したわが国にとっては偉大なる貢献者であり、恩人ですが、一方で、日本で国禁とされる日本地図や大坂城の絵図面、当時の武器の絵などを持ち出したという意味では、りっぱなスパイだったような気がします。

●ポンペ

ポンペ来日

一八五七年、西洋医学教育の父・長崎大学医学部の創立者でもあるオランダ海軍軍医ポンペ・ファン・メールデルフォールト（Johannes Lydius Cathrinus Pompe van Meerdervoort, 1829–1908）が、ヤパン号（のちの咸《かん》臨丸）に乗って第二次海軍伝習オランダ教師団三七人の一員として長崎に来日しました。このとき彼は二八歳でした。そして、一八五七年より、幕府医師・松本良順（海軍伝習生御用付医師を命じられた）の協力を得て、西洋医学教育（ユトレヒト軍医学校のカリキュラムに準拠して基礎と臨床を系統的に教授）を開始したのです。

また、彼はわが国最初の死体解剖実習（このとき、シーボルトの娘のイネも参加したといわれています）やコレラ治療、天然痘のワクチン接種（種痘）を行いました。

また、一八六一年、日本最初の洋式病院である長崎養生所を建築し、日本の医学生に対して「医師は自らの天職をよく承知していなければならない。ひとたびこの職務を選んだ以上、もはや医師は、自分自身のものではなく、病める人のものである」（「ポンペの医戒」）と説いています。これは長崎大学医学部の校是として伝えられているのです。

ちなみに、この長崎養生所にはリハビリ用の運動室も備えられていたとのことです（青柳精一：診療報酬の歴史、思文閣出版、一九九六年）。

現在、長崎大学医学部の正門を入ると、右手に「良順会館」が、そして正門を入ってまっすぐ行くと「ポンペの胸像」が待ち受けています。そして、医学部のメインの建物の玄関を入ると、左の壁には老シーボルトが出迎えます。

コラム：松本良順

佐藤泰然（蘭方医：順天堂大学の基礎を作った人）の次男で、幕府医官・松本良輔の養子。戊辰戦争で幕府軍側として戦うも、のちに許され、明治六年（一八七三年）に初代陸軍軍医総監となりました。順天堂大学と長崎大学医学部は、血のつながった佐藤泰然・松本良順親子によってとても縁が深い関係にあるようです。

ポンペの医戒はどこへ？

昨今、医師の働き方改革が議論されています。

昨年（二〇一七年）、東京の有名な某病院で労働基準監督署の立ち入り検査があり、当直など医師の超過勤務に対して多額の支払い勧告が出され、ついにその病院は土曜日の外来を中止せざるを得なくなってしまいました。その後も各地で公的病院への立ち入り検査が実施されています。昔は「医師は労働基準法に守られていないのだ」と先輩から教わってきました。私が研修医や救急医療に従事したころは、「いつ呼び出されても即応するのが当たり前で、そうでないと患者の命を救うことはできない」と固く信じていましたし、そう思える職業を選べたことに誇りを感じていました。「ポンペの医戒」は当然だと思っていました。

ところが突然、厚生労働省サイドから「医師も労働者である」という解釈が出され、法律談義がことを優先し、地域医療の実情などはまた次元が異なるというような話が始まっています。医師の応召義務、自己研鑽のための残業などをどのように解釈するのか、何が自己研鑽であり、何が超過勤務なのか？　といった、不毛の議論が重ねられているように感じます。

この話のなかには、地域医療のあり方、医療過疎の問題、医師等の地域偏在、医師不足等々、多くの課題が混在しているのが現状です。しかも、国民にはなかなか理解できそうにない状況下で物事が進められているような気がしてなりません。苦しい思いをするのはまた現場で頑張っている医師や看護師などではないでしょうか？

どうしても昔の頭で考えるもので、この働き方改革には、大きな違和感があります。夜中の緊急手術で呼び出しを受けたら当たり前のように駆けつけ、それが充実感でもある、またその必死さがプライドでもあったような気がします。はたしてこの状況をポンペが知ったら、「あの『ポンペの医戒』はもう古過ぎるんだよ！」と言いながら、いまの医学生に次のように説くでしょうか。

コラム：もしもポンペが生きてたら、医戒はどう変わるのだろうか？

新たな医戒：「医師は自らの職業をよく承知していなければならない。たとえ、この職務を選んでも、当然、労働時間は遵守すべきである、医者もまた労働者がゆえに自分自身のことが大切であり、病める人のために身を粉にするものではない」

まさか、このようにはならないですよね！（ポンペ先生ごめんなさい！　（栗原））

参考文献
・相川忠臣『出島の医学』長崎文献社、二〇一二年
・青木歳幸『江戸時代の医学—名医たちの三〇〇年』吉川弘文館、二〇一二年
・青柳精一『診療報酬の歴史』思文閣出版、一九九六年
・司馬遼太郎『胡蝶の夢』新潮社、一九七九年

秋の大祭「長崎くんち」

二〇一八（平成三〇）年一〇月七日、平成最後の長崎くんちが始まりました。前の日まで台風二五号の影響で順延の心配もありましたが、台風は過ぎ去り、青空も顔を出し、とてもよい天気になりました。

さて、長崎といえば「くんち」です。

次に長崎の地域を知る意味でも、「くんち」を紹介しておきましょう。

長崎くんち概説

長崎くんちは、長崎で由緒正しい諏訪神社の神事として毎年一〇月七、八、九日に実施される秋の大祭です。一六三四年（寛永一一年、出島の工事が始まった年）、二人の遊女が諏訪神社神前に謡曲「小舞」を奉納したことが始まりとされていますが、もともとはキリシタン宗門一掃のねらいがあったともいわれています。

以来、長崎奉行の援助によって諏訪神事（長崎くんち）を長崎町人の神事と認定し、諏訪神社は長崎の鎮守、長崎町人は皆その氏子となったのです。このため、諏訪神社祭礼の奉納は、氏子たる長崎町人の義務とされたそうです。奉納踊りには異国趣味のものが多く取り入れられ、江戸時代より豪華絢爛な祭礼として評判だったそうです。

なお、長崎くんち発祥の二〇年後の一六五四（承応三）年には、出島在留のオランダ人（商館員）のために大波止御旅所に桟敷が設けられ、初めて見物することを許されたそうです。見物する商館員の頭上には当時「オランダ幕」と呼ばれた「連合オランダ東インド会社」の頭文字で作った社章・ＶＯＣ文字を染め抜いた幕が張られていたそうです。出島から市内に入ることが原則許されていなかった商館員にとっては当時の生活は窮屈で、楽しみは非常に限られていたでしょうから、くんち見物はとても喜ばれていたらしいです。

一八四六（弘化三）年に江戸町の奉納踊りに初めて「オランダの兵隊さん」が登場したときには、出島のオランダ人が全面的にバックアップして、使用した衣装など一式をオランダ本国から取り寄せたということです。以来、江戸町は明治維新直前まで七年ごとに四回「江戸町の兵隊さん」として出演したとされています。

また、「阿蘭陀万歳」という踊りもあります（ちなみに長崎くんちの出し物の阿蘭陀船にはVOCの旗が翻っています）。

長崎くんちは神事であるにもかかわらず、長崎が幕府直轄の海外貿易の地であったことを反映して、オランダや中国（龍踊《じゃ》りはとくに有名）の影響を強く受けています。なお、この祭りをヨーロッパに紹介したのは一六九〇年から一六九二年にかけて商館医として来日していたドイツ人のエンゲルベルト・ケンペル（帰国後にヨーロッパで日本を体系的に紹介した『日本誌』の著者）だったそうです。

おそらく、シーボルトやポンペも、きっと長崎くんちを愉しんだものと思われます（なお、一九七九（昭和五四）年には、長崎くんちの奉納踊りが、長崎県では初めて国の重要無形民俗文化財に指定されています）。

●長崎くんちの仕組み

大田由紀さんが書かれた『長崎くんち考』（長崎文献社、二〇一三年）を参考に、さらに概説いたします。

《踊町》

それぞれの「踊町」が自慢の出し物を諏訪神社に奉納します（総称して〝奉納踊り〟といいま

す）。現在では五九カ町が七組に分かれて七年ごとに奉納することになっています。

実は、長崎リハビリテーション病院がある銀屋町では病院開設一年前の二〇〇七年、そしてその七年後（二〇一四年）に「鯱《しゃち》太鼓」を奉納しています。銀屋町の町名は、二〇〇七年に昔ながらの町名が復活したものです（この町名復活と鯱太鼓奉納に尽力された、吉村正美元自治会長は二〇一三年、鯱太鼓奉納前年の九月に交通事故で亡くなりました。二〇〇七年は町民一同、その悲しみを乗り越えての奉納となったのです）。二〇二一年には、また踊町が回ってきます。ちなみに、二〇一八年の長崎くんちの奉納踊りには、紺屋町の「本踊り」、大黒町の「唐人船」、出島町の「阿蘭陀船」、小川町「唐子獅子踊」が七カ町から出されています。

《年番町》

年番町は諏訪神社の一年間の祭事に氏子の代表としてかかわります。くんちでは小屋入り（六月一日）から始まる関係祭事への参列、諸会議の運営を行います。くんち当日は踊馬場（神社・お旅所）の運営進行の指揮を執り、御神幸（お上り・お下り）では御神輿三基にお供して、御神幸従列の核となります（平成三〇年鎮西大社諏訪神社御大祭年番町奉仕諸事項より）。

《神輿守町》

御神幸（お下り・お上り）において、諏訪三社の神輿を奉護して、御旅所・本社までの道のりを御巡幸します。当初、神輿は長崎村各郷の屈強な農民が担いだそうです。

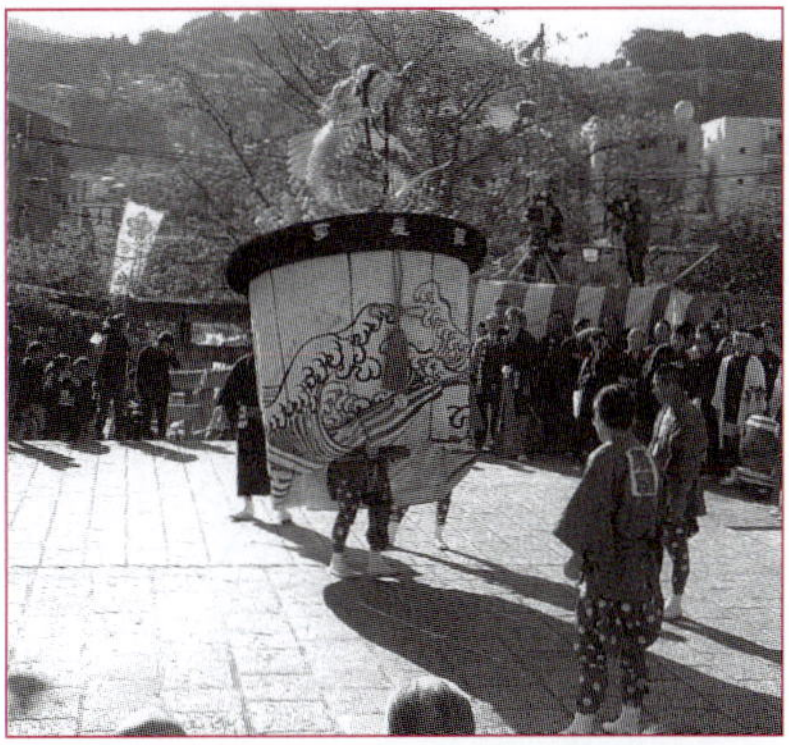
図6-5　傘鉾

《傘鉾》

町の印で、重さが一〇〇キログラム以上あります（図6－5）。心棒の下端にはバランスをとるために一文銭が二五〇〇から三〇〇〇枚結び付けられています。現在、「傘鉾担ぎ」は岩屋組、女の都組、三川組、柳谷組、田手原組、本河内組の六組。担ぎ手は、傘鉾を倒すと町内に出入り禁止という不名誉なことになるので、全員で倒さないよう気を配っているとのことです。

《しゃぎり》

くんちでは独特の笛の音があります。現在、東長崎地区の人たちが「長崎しゃぎり組合保存会」を組織して継承しています。田ノ浦、平野、間の瀬、戸石、中尾の五地区。「諏訪入り」「道中」「御旅入り」と笛の音が異なります。楽譜がなく、代々口伝されているそうです。踊町一カ町につき七名がつきます。

なお、傘鉾やしゃぎりは、踊町からの依頼で請け負うことになっています。

参考文献

・フリー百科事典ウィキペディア（Wikipedia）「長崎くんち」
・大田由紀『長崎くんち考』長崎文献社、二〇一三年

付記：長崎くんち顛末記

二〇一四年、踊町《鯱《しゃち》太鼓》

そもそも、私にとって祭りは非常に縁遠いものでした。私の出身地である佐世保には残念ながら、古くから続く祭りがありません（昨今は「よさこい」が盛んで有名になっていますが、これは高知がオリジナル）。このため、長崎くんちは、私にとっては「地の者ではない」という、コンプレックスのような気持ちも加わり、とても羨ましかったし、また近寄り難いものでした。

あれは二〇一三年のことだったと思いますが、親しくしている開業医の宮崎正信先生と、銀屋町の重鎮で鯱太鼓保存会の高木忠弘さんに誘われて焼き鳥屋に行ったときのことです。乾杯の後、早々に宮崎先生が、「来年のくんちに自分も参加しますから、ぜひ、一緒に参加してください！」と言いました。「七年に一回しか回って来ない〝くんち〟に、是真会の理事長として積極的に参加すべきではないですか！その役割があるはずです！」という強い誘いでした。否とは言えない強い思いが込められていました。それで私は、「喜んで、できることは何でもしましょう」と約束したのです。

翌二〇一四年の六月一日からは、病院のスタッフ一〇名が参加して、トレーニングが始まりました。仕事が終わってから夜九時ごろまで、みんな必死で頑張っていました。私のくんちでの役割は、奉賛会の副会長でした（本来であれば会長職をというお話でしたが、なかなか時間調整が困難で、永田末信自治会長に奉賛会会長を兼務していただくということでお願いしました）。くんちには紋付き袴・山高帽姿で会長と並んで傘鉾の後につき、その後ろをほかの役員、そして鯱太鼓が続いて練り歩くのです。

以下に、二〇一四年の長崎くんちに踊町の役員として参加した顛末記を紹介します。

■六月一日：くんちの小屋入り

早朝から、ほかの役員の方々とともに公民館で紋付き袴に着替え、主たる参加者（スーツ姿）とともに諏訪神社と八坂神社を詣で、清祓いを受け、稽古の無事と本番の成功を祈願しました。私にとっては初めての経験であり、なおかつ雪駄での歩きにくさと、袴が長くて階段の昇り降りの不自由さも加わり、非常に苦労しました。

その日以来、担ぎ手は土日も休みなく、毎日夜遅くまで練習に励んだのです。日が経つにつれ、皆だんだんたくましくなっていきましたが、その反面、声は潰れ、ガラガラになっていました。

■一〇月三日：庭見せ

早朝から段取りが始まり、病院の周囲には太鼓や鯱山車、担ぎ手の衣装、傘鉾などが飾られ、お披露目が行われました。多くの見物客で賑わいました。

■一〇月七日：前日（まえび）お下り

七日は前日の台風一八号もどこ吹く風、信じられないくらいの快晴となりました。早朝五時ころより花火の号砲が上がり、その後町ではシャギリの音（起こし太鼓）が響き出し、くんちの開始が知らされました。

私は五時半近くに公民館に行き、紋付き袴・山高帽姿になりました。六時半には全員集合し、公民館の前で出陣式。会長のあいさつ、そして私も一言、頑張ってくれるようにあいさつし、隊列を組んで出発しました（皆とても凛々しい顔つきでした）。

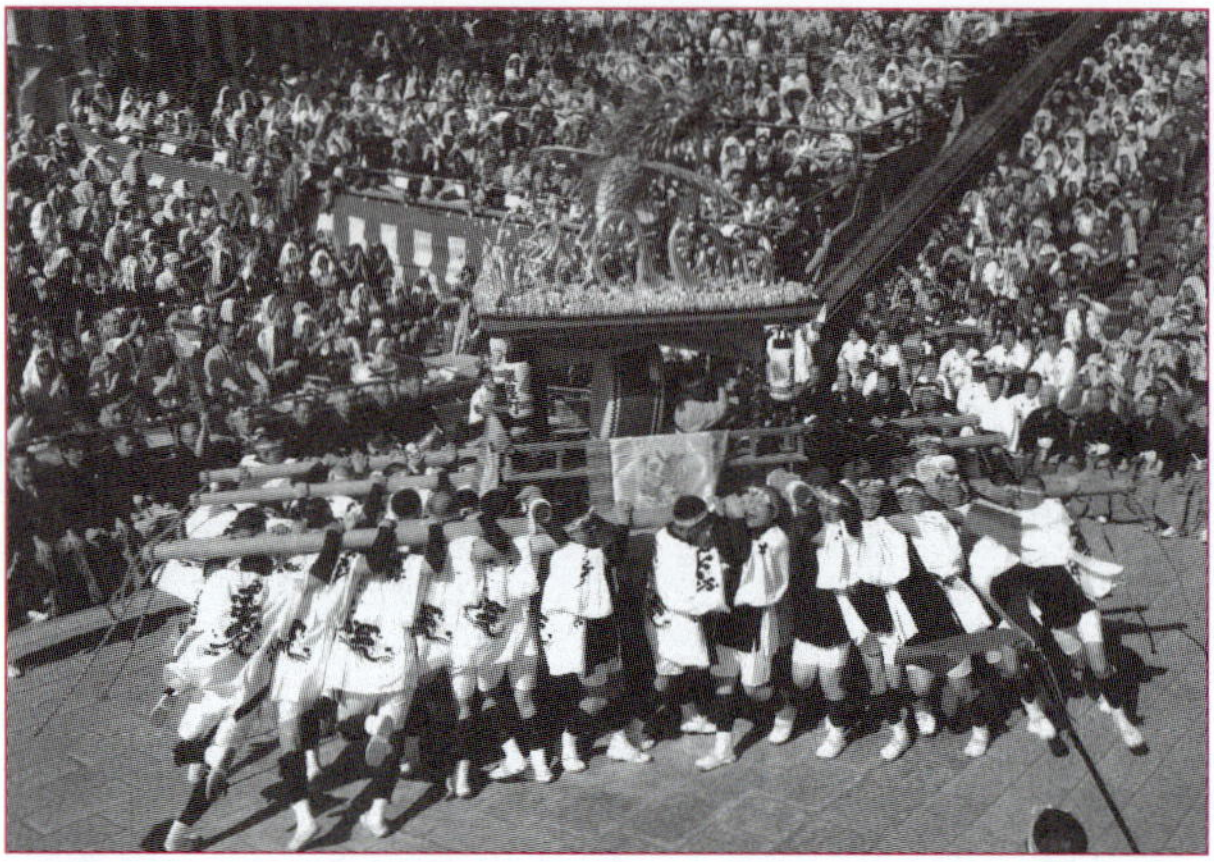

写真1　銀屋町「鯱太鼓」

傘鉾を先頭に、永田会長、私、高木さんと横に並び、そのほかの役員とともに整列し、長坂を背にして座っている宮司さんや県知事、そして世話人の方々に向かって礼（あいさつ）、奉納品を手渡して役員席（長坂を左手に見て）に座りました。

傘鉾の演技が終わると、先引きの登場。法被姿の子どもたちの手を引いて歩く和服姿のお母さんたちの素敵な姿もまた見ものでした。そして、据え太鼓が宮司さんの前に勢ぞろい、鯱山車が出場してきました。全員そろってのあいさつの後、皆で銀屋町の手拭いを観客に向かって投げました。

据え太鼓の力強い演奏は、眠っていた鯱を起こし、眠りから覚めた鯱が龍になって天に昇る姿を表現するというものです。

「マーワーレー、マーワーレー」

長采の石橋正一郎さんが采を頭上で回すのを合図に、山車を一斉に回し始めました。相当な遠心力になります。そして空高く山車を放り投げて受け止める「モッテコーイ、モッテコーイ」「ヨイヤー、ヨイ

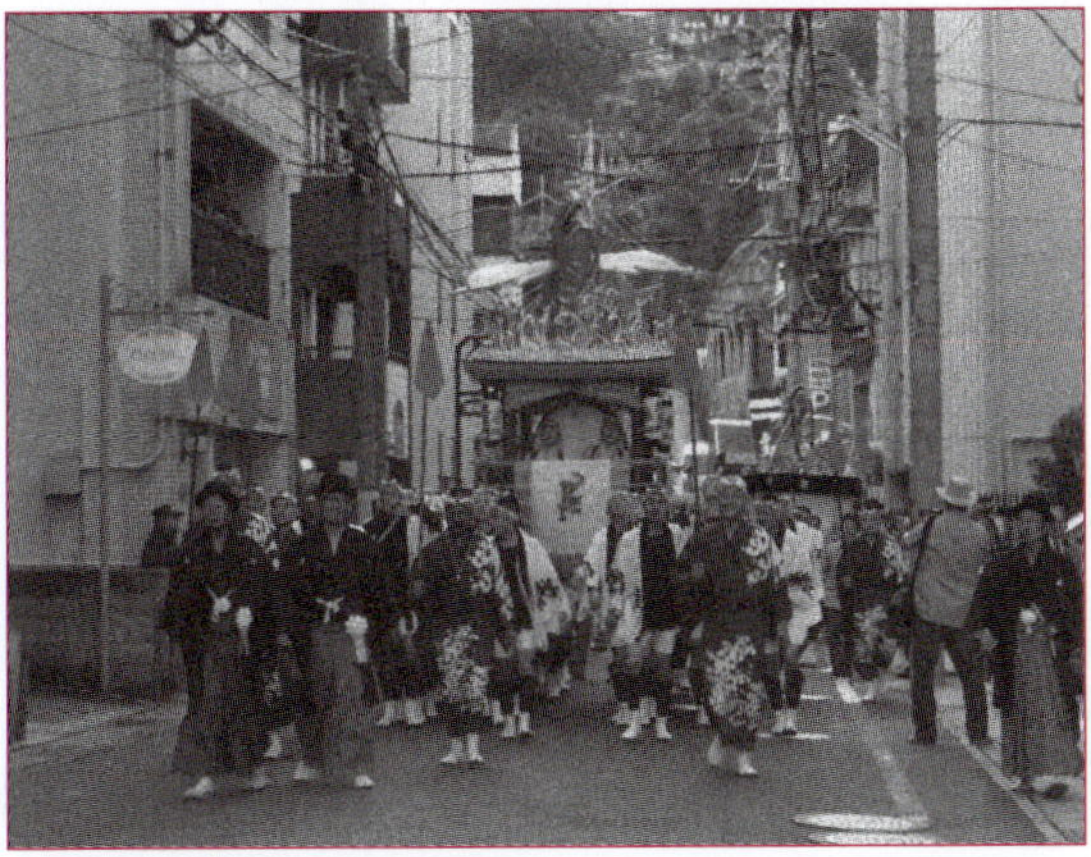
写真2　鯱太鼓の庭先廻り

ヤー」の大声援でした（写真1）。

その後、公会堂前そしてお旅所で奉納後に二〇時ごろまで庭先廻りが行われました（写真2）。

■一〇月八日：中日（なかび）

九時二〇分と遅く出発。八坂神社と公会堂前広場での奉納、その後は庭先廻りでした。

■一〇月九日：後日（あとび）お上り

早朝から全員集合、お旅所へ。その後、県庁坂から本通りを諏訪神社に向かって行列でした（通行止めとなっている本通りを、先頭切って堂々と歩くというのは、ものすごい爽快感でした）。諏訪神社の後は庭先廻りになります。

しかし、自治会長と私を含めた主な役員は、「お上り」で神輿が銀屋町通りに来たときに病院の前で休憩されるため、それをご案内する役割がありました。このとき、銀屋町通りにはお茶などを振る舞うためのテーブルが出され、婦人会の方々が接待を担当し

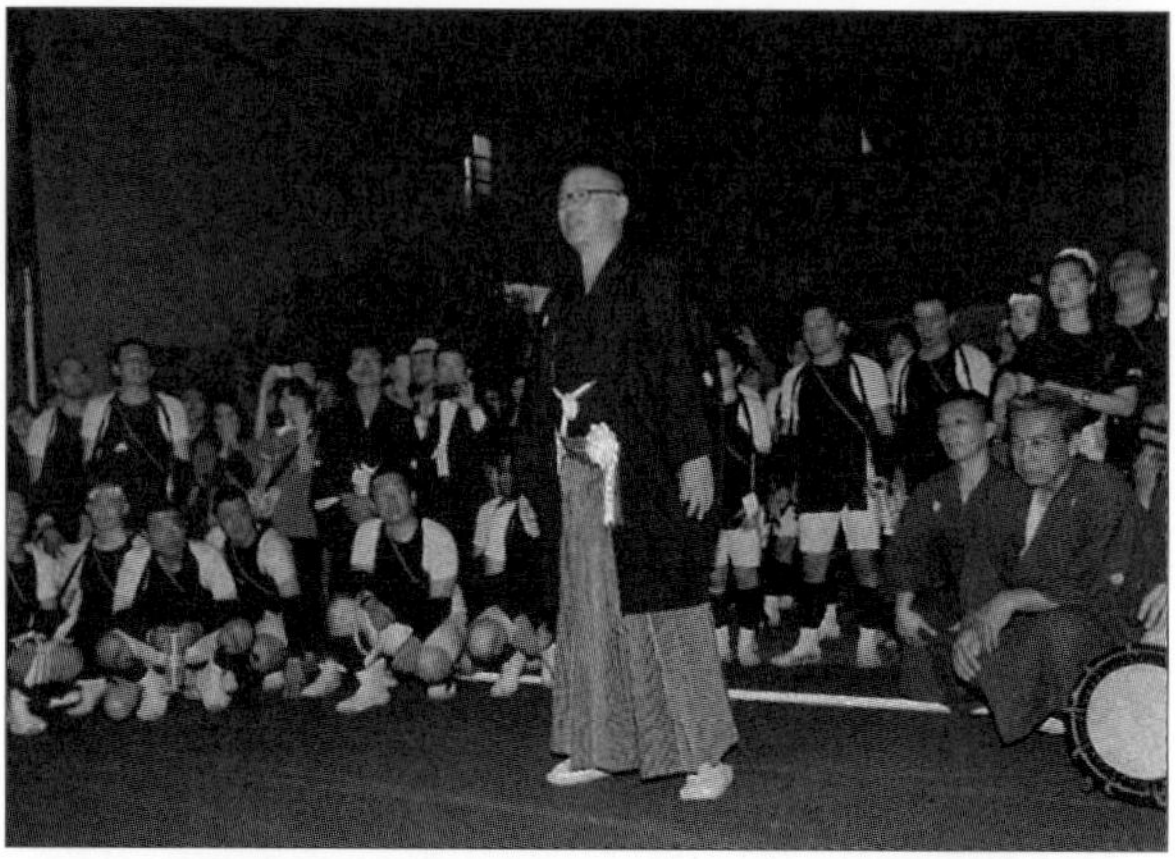

写真3　鯱太鼓の奉納を終えてあいさつする筆者

ていました。

　最終日の庭先廻りはとても遅くまで続きました。皆、最後まで演じてくれました。

　私が最後の鯱太鼓の奉納を病院玄関前で受けたときには、すでに夜の一〇時を過ぎていました。皆、限界をはるかに超え、声は潰れ、ヘトヘトだったと思いますが、誰一人として脱落することなく戻って来てくれました。そして最後の奉納。夜遅いというのに、その迫力に感動して、気がつくと、目がかすみながら、みんなと一緒になって、「ヨイヤー、ヨイヤー」と大声を張り上げていました。

　すべてが終わり、銀屋町公民館前に全員が集合したのはすでに夜の一一時近くになっていました。会長の最後の締めのあいさつに続いて、求められるままに前に出て私もあいさつをしました（写真3）。

「最高だった。三日間ともに参加できたことを幸せに思う！　また七年後、再会したい。その間、もっともっと銀屋町が賑やかな町になるようにがんばっていく！」

感極まって思わず涙しそうなところを、踏ん張ったものです。あいさつが終わって、一歩下がったとき、誰かが後ろのほうから、「先生もこれでりっぱな銀屋町の人間たい！」と言う声が聞こえました。私にとっては何よりの「ご苦労さん」でした。確かに〝祭りは見るものではなく、参加するもの〟でした。地域の歴史・伝統、そして、それを大事に守っていこうとする人々のつながり、とても大切なものを体験することができました。

二〇一八年 年番町

二〇一四年に踊町だった病院がある銀屋町は、四年目の二〇一八年はくんちの世話役である「年番町」でした。

■一〇月七日：前日（まえび）お下り

奉賛会長の私は、昼には公民館で紋付き袴に着替えて、そのほかの役員や着飾った子どもたちとその母親ら（和服姿などの盛装でとても美しい、そして愛らしい風景を作っています）と共に、山高帽をかぶって隊列を組み、神輿（銀屋町の担当は三つある神輿〔諏訪三社：諏訪・住吉・森崎神社〕の一つの森崎神輿）が御旅所まで「お下り」されるのにお供して、先頭の町旗の後ろについて歩きました。

■一〇月八日：中日（なかび）

この日は、神様は御旅所に滞在されるために、私の役割は免除。一四時過ぎには病院の前に本古川町の川船そして評判の高い「コッコデショ（太鼓山）」が来て庭見せ奉納をしてくれました。とても勇壮で感激でした。患者さんも目の前で見物でき、日ごろ元気がなかったおばちゃんが立ち上がって、「ヨイヤー！（いいぞー！）」「モッテコーイ（アンコール・もう一度！）」などと掛け声をかけていました。

身体に染み込んだ祭りの情景は、その地域住民にとっては、その人の存在そのものであり、アイデンティティーにもつながり、生きていくエネルギー源だと実感しました。

■一〇月九日：後日（あとび）お上り

神輿が御旅所から諏訪神社に「お上り」（帰る）になる日です。お下り同様、紋付き袴に着替えて、銀屋町公民館前に集合し、皆で勢ぞろい。町旗を先頭に、隊列で、浜町アーケードを通ってお旅所近くの旧県庁に集合しました。一三時の号砲とともに、三つの神輿が大波止の御旅所を出て県庁坂を一挙に駆け上り（沿道の多くの観客が拍手で迎える。神輿を担いでいる神輿守の若者は、神輿を担ぎながら必死で坂を駆け上がるわけですから、大変です。この、神輿を担ぎ疾走するのを「もり込み」といいます）、元県庁までたどりついたら、各年番町はそれぞれの神輿のお供をして、まずは休憩所となっている銀屋町（病院の前）を目指して街中（アーケード）をゆっくり練り歩きます。

年番町としての主な役割が一通り終わり、紋付き袴を脱いで、ぐったりとした身体を休めたのが一五時過ぎでした。その後も踊町による庭先回りが病院の前にも次々に来ました。

二一時を過ぎると、さすがにくんちの終焉を迎え、各踊町では出し物が到着して、もうほとんどなくなった力を振り絞って、最後の演技を無事終了。街の皆さんにあいさつする担ぎ手の姿、そして周りの皆から「ヨイヤー」という掛け声が絶えない情景は感動・感無量でした。

今回の年番町も、四年前の踊町のとき同様くんちに関する差配のすべては高木さんに担っていただきました。また銀屋町婦人部の地域を支える活躍は、縁の下の力持ちとしてなくてはならない存在でした。私にとって長崎くんちは、祭りを大切に守っていくための地域のつながり「地縁」のありようがうかがえる、学びの場・機会として大切な祭りとなっています。

第7章

地域リハビリテーションと災害

災害リハビリテーション支援とＪＲＡＴ

災害リハビリテーションとは

わが国は「災害大国」といわれるように、地震（津波）災害、豪雨・土砂災害そして豪雪災害など、毎年のようにどこかで災害が起こっています。また、東南海・南海地震、首都直下地震など大規模な都市災害も予測され、さまざまな防災対策・訓練が実施されています。

昨今では、避難所や仮設住宅などでの生活によって持病が悪化したり、生活の不活発化に伴って種々の疾病を併発し、せっかく助かった命が失われてしまうといった「災害関連死」が重大な問題として認識されるようになってきました。そこで私は、「災害リハビリテーション」とは、「要配慮者（高齢者・要介護者（認知症者含め）、障害児・者、難病者等、および妊婦、乳幼児など）の災害に伴う関連死を予防するため生活不活発病対策を行い、被災者の早期自立・復興を目的としてリハビリテーション専門職が組織的に支援を行うすべての活動」としてはどうかと考えています。

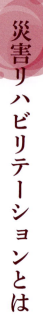

東日本大震災でリハビリテーション支援関連の一〇団体が初めての結束、そして支援

●東日本大震災発生

二〇一一年三月一一日一四時四六分一八秒。三陸沖一三〇km深さ二四kmを震源地とするマグニチュード九・〇、震度七の地震発生。

地震に引き続き、高さ一五m以上の津波が太平洋沿岸部を襲い、一瞬のうちに一万五八七九人が飲み込まれ、帰らぬ人となった。そして、福島の原発事故。

大津波の難を運よく逃れ、せっかく助かった人々のなかに、避難所や仮設住宅などで不自由な生活を強いられたために命を亡くした人々が大勢存在した（災害関連死）。このことは、その後の災害対策に大きな課題を残すこととなった。ちなみに、災害関連死としてあげられた数は、三一九四人以上（二〇一三年九月調べ）にものぼったといわれている。

この東日本大震災による災害の特徴は、阪神・淡路大震災と異なり、亡くなった犠牲者の大半は大津波に飲み込まれたことが原因で、生存者には地震などでけがをした人は非常に少なかったのです。また、津波に襲われたこの東日本の太平洋沿岸部の広範囲な領域は、地震以前から高齢

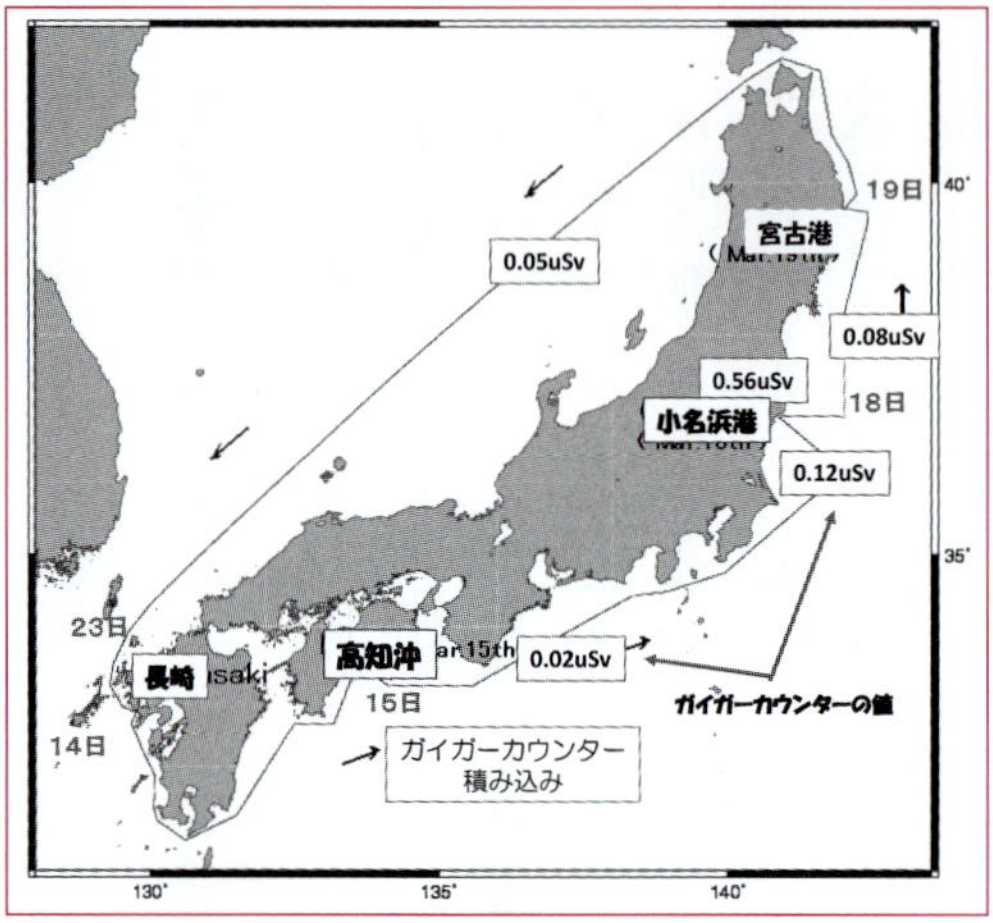

図7-1　東日本大震災長崎大学練習船「長崎丸」航跡図と放射線線量
（調学長特別補佐より提供）

化率が高く、医療過疎地であり、なおかつ介護サービスの資源も少ない地域であったのです。

以下に、東日本大震災の際に災害リハビリテーション支援が始まった経緯を、私が知るかぎり紹介します。

●当時の長崎での動き

長崎大学による支援

三月一四日：長崎大学片峰　茂学長の指示によって、長崎大学練習船「長崎丸」が大量の医薬品などの支援物資を積み込み、東日本に向かって出港。高知沖でガイガーカウンターを積み込む。東日本に近づくにつれ、カウンターの放射能線量が高くなっていくことが記録された（図7－1）。

三月一八日：福島県小名浜港、その後岩手県宮古港で荷下ろし。

三月二四日：長崎に帰港。

長崎リハビリテーション病院として災害リハビリテーション支援を長崎大学に提案・登録

三月一七日：学生時代から親しい先輩であった長崎大学の片峰学長に連絡をして、「避難所の様相を見ると高齢者が多く、必ずリハビリテーション支援が必要になる。当院から支援ができるように準備しているので、大学の支援チームとして登録させてくれるように」と頼みました。しかし、このことは、残念ながら実行されないまま、三月三〇日に長崎大学病院の支援は終了してしまいました。

●全国規模での動き

三月二八日：以前から定期的に行われていたリハビリテーション関連五団体会議〔（日本リハビリテーション医学会、日本リハビリテーション病院・施設協会、日本理学療法士協会、日本作業療法士協会、日本言語聴覚士協会）の各団体の会長その他が一堂に会して、主に報酬改定について意見交換を行う〕が東京で開催されました。私は、日本リハビリテーション病院・施設協会副会長の立場で出席していました。この会議で、今回の大震災に対するリハビリテーション支援を、ほかのリハビリテーション関連団体にも呼びかけ、結束して行うことが決議されたのです。

四月一三日：先の五団体に、全国回復期リハビリテーション病棟連絡協議会（現・回復期リハビリテーション病棟協会）、全国老人デイ・ケア連絡協議会（現・全国デイ・ケア協会）、全国訪問リハビリテーション研究会（現・日本訪問リハビリテーション協会）、全国地域リハビリテーション支援事業連絡協議会／全国地域リハビリテーション研究会、日本介護支援専門員協会が参画することとなり、東日本大震災リハビリテーション支援関連一〇団体（通称、一〇団体。代表：日本リハビリテーション病院・施設協会 浜村明徳会長、対策本部長：全国回復期リハビリテーション病棟連絡協議会 石川　誠会長、シンクタンク代表：日本リハビリテーション医学会 里宇明元理事長）が結成され、全国規模で支援チームを募り、派遣することになりました。

このときの一〇団体の合意事項は、以下の五項目でした。

①本支援活動は一年間をめどに実施するが、当面一〇〇日の支援計画を策定する

②支援活動に参加するスタッフの募集は各団体が担う

③支援対象者は、高齢者のみならず、障害のある方すべてである

④活動に要する旅費、宿泊費、人件費、経費などは各団体で配慮する

⑤基本的活動内容

・避難所の支援対象者の選定

・リハビリテーション・ニーズの選定と支援（避難所、仮設住宅等へ）

・地域の諸サービス（医療保険、介護保険、その他）および地域支援ネットワークとの連携

・地域の諸サービス、地域支援ネットワークへの引継ぎ

一〇団体支援活動の実際

リハビリテーション支援チームの派遣に際して重視したのは、被災者側の受け入れの問題でした。組織的な支援であることから、被災地行政が知らない状況で支援に行くのではなく、あくまでも被災地からの要請に基づく支援活動という位置づけを大切にしました。そこで、被災県行政や保健所との話し合いを基に、宮城県および福島県の避難所計三カ所に支援チームを派遣することになりました。

このときの一〇団体の災害対策本部は初台リハビリテーション病院に設置され、石川　誠対策本部長統括下で、被災地の情報集約および支援チームのマッチングや、後方支援が行われました。

活動

五月六日：《石巻》熊本機能病院チーム支援開始
六月三日：《気仙沼》私とスタッフ数名が、現地にて地域リハビリテーション広域支援センター長等と調整会議を開催（長崎チーム支援開始）
六月一〇日：《福島県双葉町（ホテルリステル猪苗代）》支援調整開始

結果的に十団体の支援は九月三〇日をもって終了しました。

《東日本大震災に対する一〇団体支援実績》

・《石巻》石巻市桃生農業者トレーニングセンター

支援病院・施設数一二、派遣延人数五三八名、派遣期間五月六日～九月二六日

・《気仙沼》南三陸ホテル観洋

支援病院・施設数一三、派遣延人数三七二名、派遣期間六月一三日～九月三〇日

・《福島県双葉町》ホテルリステル猪苗代

支援病院・施設数七、派遣延人数三〇八名、派遣期間六月一五～九月三〇日

参考文献

・東日本大震災リハビリテーション支援関連一〇団体編「派遣活動報告書」、二〇一二年

●教訓として忘れられぬ出来事

浜村明徳代表が拒絶された避難所

支援を開始するにあたり、一〇団体の浜村代表が現地視察・調整のために某避難所を訪れると、すでに早期からボランティアとしてかかわっていた理学療法士に、

「いったい、何をしに来た。ここは俺らが管理しているのだ。邪魔をするな!」

と、すごい剣幕で言われ、結局その避難所の状況は見せてもらえなかったそうです。後からの情報では、県行政に対しても同様の対応で、その避難所には行政支援も届かなかったとのことでした。

教訓：災害のような特殊な環境下では、よかれと思って行っている支援でも、ほかの支援者との連携を拒み、排他的になってしまうこともあり得るので、支援の心得が大切ということを学びました。

支援の視点の大きな違い

ある避難所での出来事です。当初、この避難所では日赤ＤＭＡＴの看護師の方々が活動していました。その後を一〇団体の支援チームがその活動を引き継ぐことになったのですが、その際に、避難者の間に混乱が起こり、クレームが出てしまいました。その内容は、「昨日まで『危険だから動かないようにしろ』と言っておきながら、君たちに変わったら、『もっと動くように』とはどういうことだ！」というのです。

教訓：この事象はまさに平時の地域医療の実情を反映したもので、日赤ＤＭＡＴは救命救助が一義的な任務のため、急性期病院の安静至上主義を反映した典型例といっても過言ではない出来事でした。地域医療におけるリハビリテーション医療の役割、重要性の共有化（ことに急性期リハビリテーションの推進）が重要であることを示していました。

気仙沼での地域リハビリテーション支援体制の機能と重要性（気仙沼）

気仙沼には、リハビリテーション支援を開始するにあたって、六月三日に一〇団体対策本部気

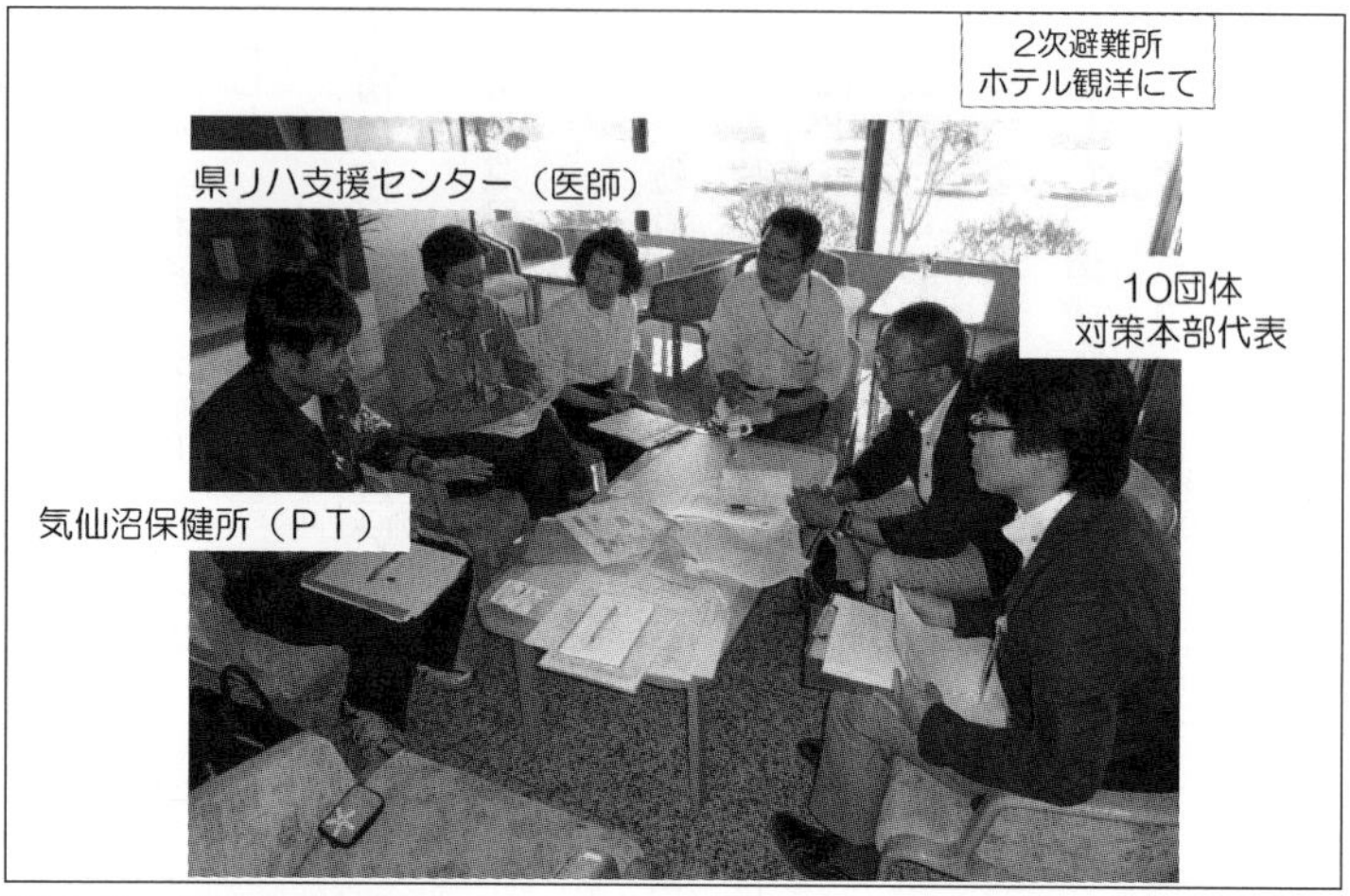

図7-2　派遣調整会議

仙沼派遣代表として、私とスタッフが出向き、気仙沼保健福祉事務所所属の理学療法士後藤博音君、宮城県リハビリテーション支援センター所長の樫本　修先生らと調整会議を行いました（図7－2）。この際、明確にしたのは「派遣スタッフはすべて地元（リハビリテーション支援センターや保健所）の指示に従う」ということでした。

気仙沼は、地震前からリハビリテーション専門職が少ない（気仙沼市立病院勤務のスタッフ数名を含めても一〇名もいない）という現状のなかで、保健福祉事務所の後藤君が中心となって他職種（介護職やケアマネジャーなど）との連携を行いながら、地域リハビリテーション活動を行っていました。このため一〇団体の活動は、彼らの指示に従うことで、カンファレンスやミーティングなどにもスムーズに参加することができました。また、宮城県災害医療コーディネーターを務めていた気仙沼市立病院脳神

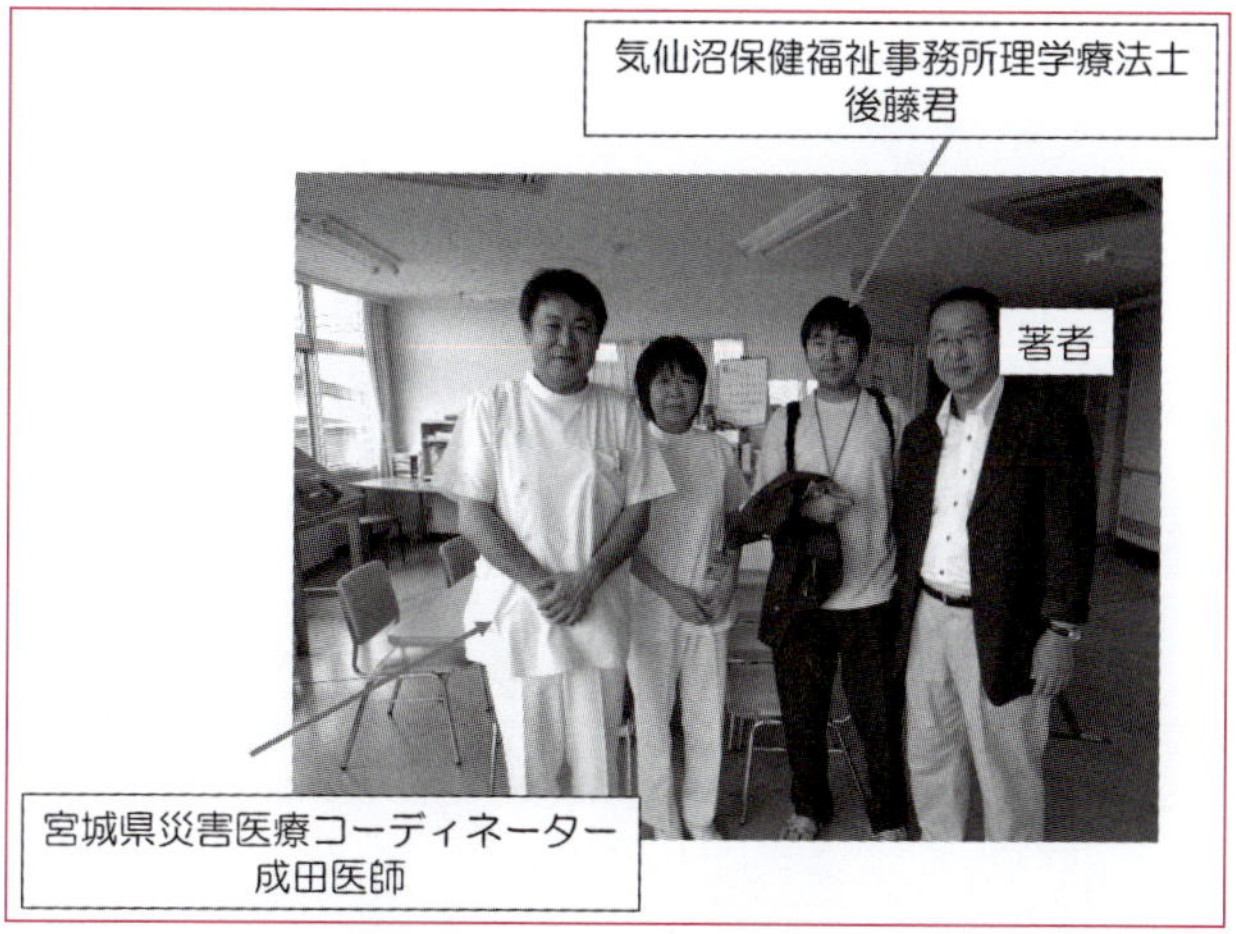

図7-3 気仙沼市民病院での打ち合わせ

経外科の成田徳雄先生には適切なアドバイスと派遣スタッフの相談役を担っていただきました(図7－3)。

教訓：地域リハビリテーション支援体制は、災害時にも、とても重要な位置づけになることを確信した次第です。

一〇団体の支援終了後の仕事

九月三〇日をもって一〇団体としての災害リハビリテーション支援活動を終了し、その後、報告書を編纂するとともに、来たる新たな災害においてもリハビリテーション支援が重要であることを厚生労働省等に訴えてきました。また、厚生労働省老健局老人保健課のアドバイスに基づき、宮城県との話し合いの下で、派遣スタッフの旅費、宿泊費、その他の経費の費用弁済の手続きを行いました。その際、一〇団体の会議での結論として、人件費の請求は行わないこと、また福島県へは一切の費用弁済を行わないことにしたのです。この手続きには、初台リハビリテーション病院における対策本部メンバーの多大なる労力と時間を要し、すべての手続きが終了するのに、約一年以上を要したのです。

なお、後日、当時の田村憲久厚生労働大臣および村井嘉浩宮城県知事より、一〇団体宛てに感謝状が贈られました（図7－4）。

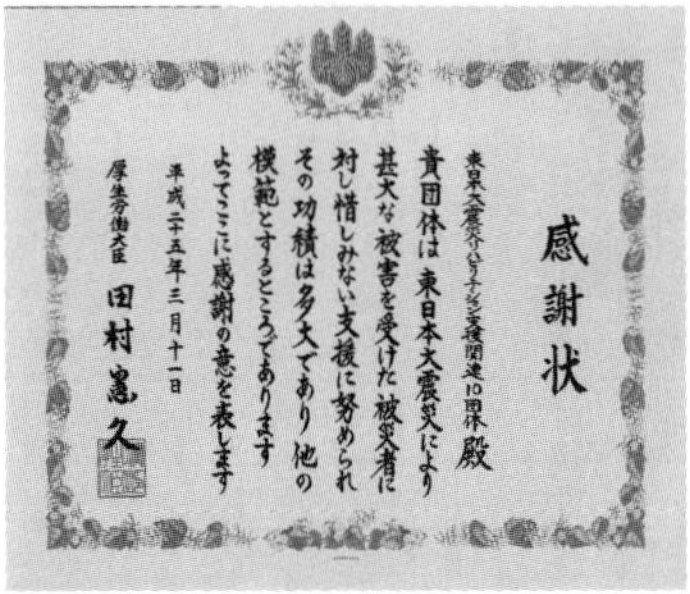
感謝状

東日本大震災リハビリテーション支援関連10団体 殿

貴団体は 東日本大震災により甚大な被害を受けた被災者に対し惜しみない支援に努められその功績は多大であり他の模範とするところであります

よってここに感謝の意を表します

平成二十五年三月十一日

厚生労働大臣 田村憲久

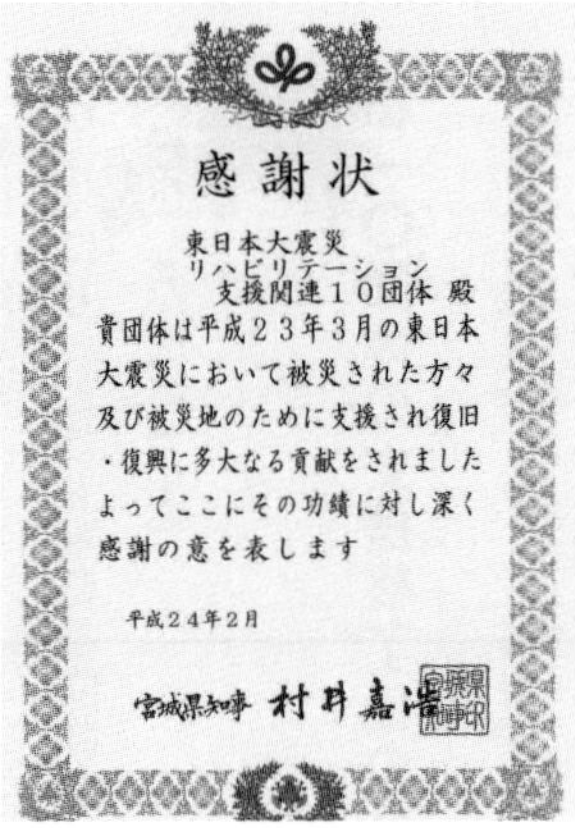
感謝状

東日本大震災
リハビリテーション
支援関連１０団体 殿

貴団体は平成２３年３月の東日本大震災において被災された方々及び被災地のために支援され復旧・復興に多大なる貢献をされました
よってここにその功績に対し深く感謝の意を表します

平成２４年２月

宮城県知事 村井嘉浩

図7–4　感謝状

大規模災害リハビリテーション支援関連団体協議会 ＪＲＡＴ誕生

ＪＲＡＴの概要

東日本大震災を経験し、超高齢社会を迎える災害大国日本では災害リハビリテーション支援が重要となることを一〇団体の共通認識として総括し、新たに三団体（日本義肢装具学会、日本義肢装具士協会、日本リハビリテーション工学協会）が加盟し、ＤＭＡＴ（災害派遣医療チーム）、ＤＰＡＴ（災害派遣精神医療チーム）や厚生労働省老健局老人保健課などからのオブザーバー参加を得て、二〇一三年七月二六日に組織改編を行い、新たに「大規模災害リハビリテーション支援関連団体協議会（Japan Disaster Rehabilitation Assistance Team；JRAT）」を発足させました。

組織・運営

《構成関連団体》（図７－５）

日本リハビリテーション病院・施設協会、日本リハビリテーション医学会、日本理学療法士協会、日本作業療法士協会、日本言語聴覚士協会、回復期リハビリテーション病棟協会、全国デイ・ケア協会、日本訪問リハビリテーション協会、全国地域リハビリテーション支援事業連絡協議

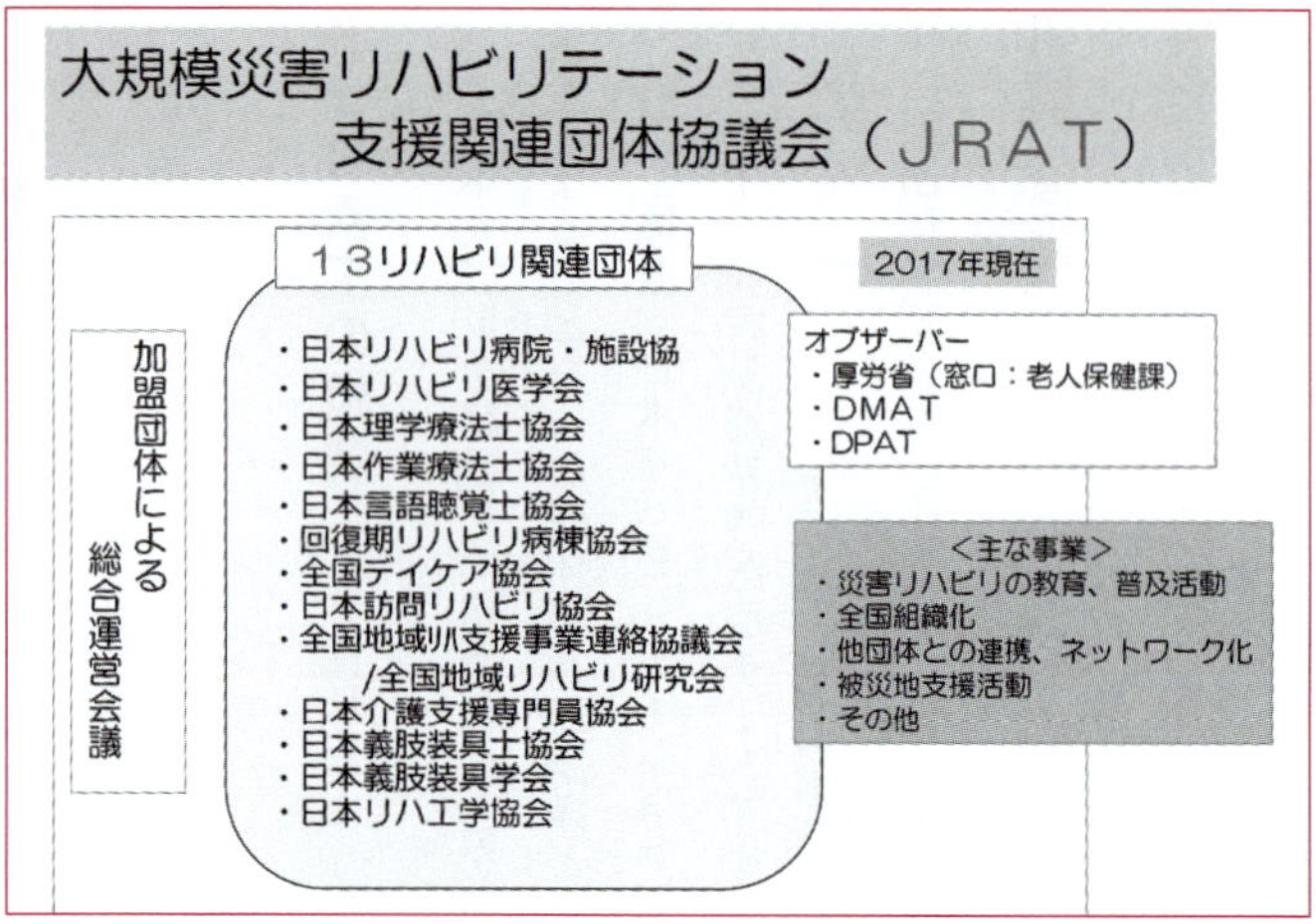

図7-5　JRATの構成

会／全国地域リハビリテーション研究会、日本介護支援専門員協会、日本義肢装具士協会、日本義肢装具学会、日本リハビリテーション工学協会

〈財源〉

各団体の規模に応じた拠出金によって運営

（年間予算総額約三〇〇万円）

〈運営組織〉（図7－6）

各団体代表者で構成する総合運営会議（戦略会議：最低二カ月に一回開催）で選出されたJRAT代表および役員が統括し、戦略会議において活動内容等に関する合議・決済を行う

〈主たる事業〉

・災害リハビリテーションの教育、普及活動

・全国組織化

・他団体との連携、ネットワーク化

・被災地支援活動

・その他

・平時の『合同事務局』は日本理学療法士協会

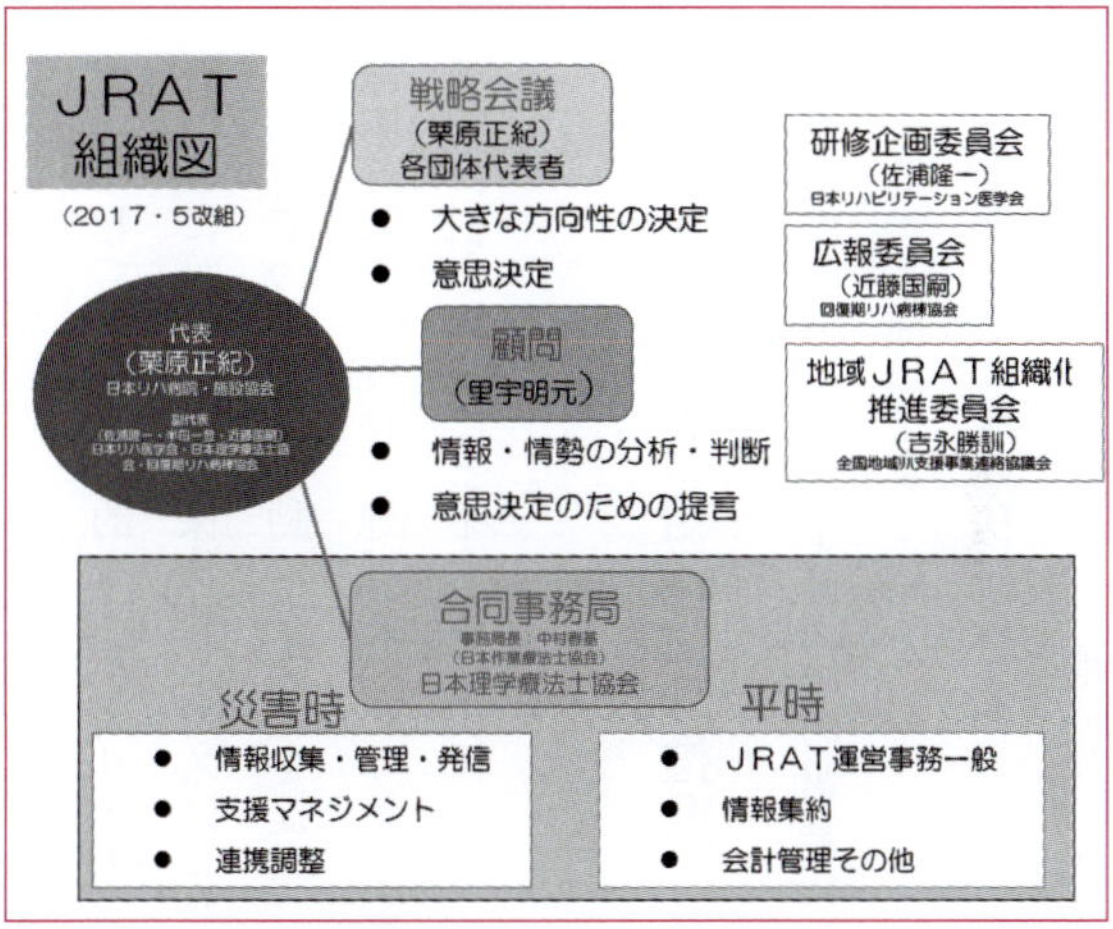

図7-6　JRAT 組織図

内に設置

・ホームページ：https://www.jrat.jp/

運営の基本

運営に際して重要視していることは、以下の三つです。

①ＪＲＡＴはリハビリテーション関連職種による多職種支援チームであること

②組織的支援活動であるため、個人的なボランティアの集団ではないこと（組織支援に大切なことは、責任性・規律性・倫理性・継続性であり、支援開始時から適時・適切な撤退判断を下すように心がける）。

③他の災害医療支援チームとの強固な連携を重視すること

ＪＲＡＴ支援の原則

ＪＲＡＴは避難所等における要配慮者の生活不活発病対策・自立生活支援を行うとともに、

被災地リハビリテーション組織の自立、早期復興を目指します。

〈主な支援内容〉

・避難所環境評価、整備提案

・避難所等、要配慮者に関する災害リハビリテーション・トリアージ

・助言はしても、直接的なリハビリテーションサービスの提供は、原則しない

・速やかに医療や介護保険サービスにつなぐ

・避難所での役割・活動・参加等を提案

・原則として、既存の地域リハビリテーション広域支援センターまたは地域リハビリテーション活動に引き継ぐことを念頭に支援活動を行う

●地域JRATの組織化の推進

各都道府県単位でのJRATの組織化を推進しています。この都道府県のJRATを「地域JRAT」と称します。

地域JRATは地域リハビリテーション支援体制を基盤に組織化することがもっとも理想的な姿と考えています。しかし、地域リハビリテーション支援体制が存在していない場合には、日本リハビリテーション病院・施設協会、回復期リハビリテーション病棟協会、日本リハビリテーション医学会、県理学療法士会（協会）、県作業療法士会（協会）、県言語聴覚士会（協会）、県看護協会、そのほかの関連団体から、世話人が参画する組織となることが望まれます。そしてな

により も、行政、医師会との関係を重視し、ほかの災害医療支援団体〔ＤＭＡＴ、ＪＭＡＴ（日本医師会災害医療チーム）、ＤＰＡＴ、ＤＨＥＡＴ（災害時健康危機管理支援チーム）等〕との強固な連携も重要となります。

二〇一八年八月現在、三四の地域ＪＲＡＴが設立されています。さらに、全国四七都道府県全域に地域ＪＲＡＴが設立されるように、組織化の推進を図るとともに、一般市民を含めた教育・啓発活動を実施していくことを重視しています。そのためには、全国規模で質の向上を目指した研修会が開催できるような財政基盤の構築と、災害関連の法律の中に「リハビリテーション専門職」の職名が記載されるように国に訴えていくことが必要です。

地域ＪＲＡＴの任務

平時から災害を想定した重要な任務があります。それは、以下の二つです。

①地元（自県等）が被災した場合を想定
・災害リハビリテーション支援チームを結成して、速やかに避難所支援活動が実施できるような人材育成を行う
・地域防災組織との連携を構築する
・県外からの支援チームを受け入れるための受援体制構築に備える
・教育・啓発活動を行う

②他県で発災した場合を想定
・ＪＲＡＴ本部の判断に基づき、県外へ支援チームを派遣できるような体制を構築する

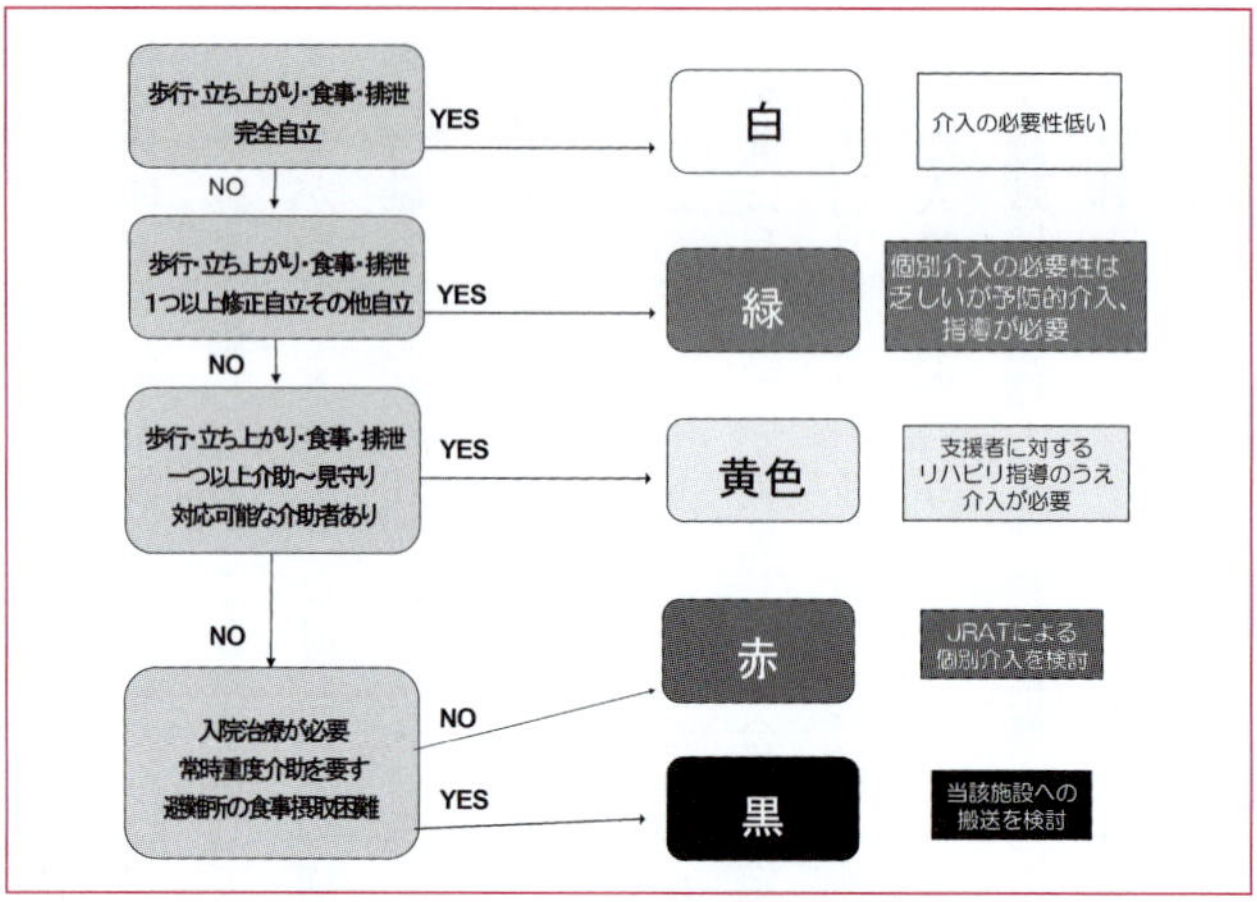

図7-7　リハビリテーショントリアージ（案）
（大規模災害リハビリテーション支援関連団体協議会編：
災害リハビリテーション標準テキスト. 医歯薬出版, 2018年）

・人材育成を行う

現在は、全国を六つのブロックに分け、定期的にブロック会議を開催して、平時から情報交換がスムーズにできるような関係づくりを推進しています。

災害が発生すれば、地域ＪＲＡＴの担当者は速やかに災害対策本部に参画し、避難所支援が適時・適切に実施できるようなシステムの構築・連携を心がけています。

●具体的な支援活動の概略

災害が発生したら、速やかにＪＲＡＴ役員（代表・副代表・事務局長など）の情報網が構築され、現地の地域ＪＲＡＴからの情報に応じて、ＪＲＡＴ東京本部は支援規模を決定し、対応するようになっています。また、ＤＭＡＴ、ＪＭＡＴ、厚生労働省などと中央レベルでの情報交換を行っていきます。

地域JRAT支援活動の原則的手順

①災害発生時には、設定された災害対策本部に地域JRATの担当者が参画する。
②同時に、地域JRAT本部（現地）を立ち上げ、ロジスティクスが支援チームの編成やマッチングを行い、情報収集も兼ねて、速やかに避難所支援に向かう。
③避難所の情報収集・集約を行った後、JRAT本部（東京）に情報を発信する。
④避難所では、支援チームは避難所環境評価・整備および要配慮者のリハビリテーション・トリアージを実施する（図7－7）。
⑤これらの活動は逐次、東京本部に発信していく。

JRAT東京本部の対応

発災後に避難所が開設され、とくに避難所生活が長引く可能性が推察された場合、災害対策本部（東京）を開設、各団体代表者にも情報共有化を図ります。なおJRAT役員は集約された情報に基づき、以下の三つの支援規模を判断し、発信することになっています。
①現地の地域JRAT活動にとどめる
②ブロックレベルの県外支援を発動する
③全国規模の支援チーム派遣を発動する

ＪＲＡＴ広域支援に際しての原則

被災県の行政からの正式な支援要請（「要請文」が望まれる）がＪＲＡＴ代表宛てに発信されることが必要です。このことは、ＪＲＡＴの活動が単なるボランティアではなく、また支援活動も独断で判断して行うものではないことを明確にするためです（ただし、正式な広域支援の要請は、県行政としては、国が災害救助法の適応を明確にしないかぎり行い難いであろうことを理解しておく必要があります）。正式な文書による要請で活動するかぎりは、後日、旅費・宿泊費等の支援に要した費用の請求ができる可能性が存在するためでもあります。

参考文献

・大規模災害リハビリテーション支援関連団体協議会編『災害リハビリテーション標準テキスト』医歯薬出版、二〇一八年

Nagasaki JRAT の紹介

長崎では二〇一三年一〇月に長崎災害リハビリテーション推進協議会（Nagasaki JRAT）を設立しました。長崎県リハビリテーション支援センターの代表である松坂誠應先生（一般社団法人是真会　在宅支援リハビリテーションセンターぎんやセンター長）が統括責任者となっています。

設立目的は以下のとおりです。

①災害リハビリテーションの教育・普及・啓発（研修会開催、支援者育成）
②災害対応のための組織化（被災時、災害支援派遣時）
③直接支援活動

地域リハビリテーション塾での人材育成と協力機関体制

以前より長崎県リハビリテーション支援センターでは、人材育成の場として地域リハビリテーション塾を開講しており、災害リハビリテーションに関する研修も取り入れています。

協力機関

この塾を受講した人材に災害時に災害リハビリテーション支援チームの担い手となってもらうためには、所属医療・施設機関の管理者（理事長または院長等）の理解・了解・支援が重要であるとの認識から、Nagasaki JRAT組織内に協力機関を設け、県内医療機関および施設に呼びかけを行いました。そして、これらの協力機関には登録に際しての承諾書（表7－1）をいただいています。これは、災害リハビリテーション支援に際して、医療機関・施設の管理責任者が積極的にNagasaki JRATの活動を支援するという意思表明をしていただくとともに、指揮命令系統をあらかじめ明確にさせておくという狙いがありました。二〇一六年六月現在、登録された県内協力機関は三四機関となっています。この協力機関は医師会報にも掲載されました。

表7-1　承諾書

●理事長、院長または管理者は災害リハビリテーションの重要性を理解し、推進協議会に協力する。 ●理事長、院長または管理者は職員の災害リハビリテーション研修会参加やチーム参加について了承し、推奨する。 ●大規模災害時には災害リハビリテーション支援チームの一員として養成された職員が要請に基づき、出動あるいは派遣でるように可能な限り、調整、努力する。 □その際、指示・命令系統はJRAT又はNagasaki JRATに一任する。 ●協力機関等の登録に関してはホームページ等を通じて情報公開することを承諾する。

研修会修了証は県医師会長名で発行

災害リハビリテーション研修会の研修修了証の発行に際しては、Nagasaki JRAT代表、長崎県医師会長、長崎県理学療法士協会会長、作業療法士会長、言語聴覚士会長の連名で修了証が発行されるようになっています。

メディア戦略

一般市民にも災害リハビリテーションの重要性やＪＲＡＴの活動を幅広く理解してもらうために、メディアからの取材を積極的に受けるようにしています。ＪＲＡＴに関する広報を大切にしています。

ＪＲＡＴ代表としての役割

●国（厚生労働省・内閣府）への要望

私はＪＲＡＴ設立以来、代表として、この組織が単なる専門職のボランティアではないことを強調してきました。そして、ＤＭＡＴやＤＰＡＴと同じくらい重要な役割を担うことから、国がしっかりと公的に認知し、災害救助法などの法律や通達公文書にもＪＲＡＴやリハビリテーション専門職を明記してもらえるように多方面に訴えてきました。もちろん日本医師会にも、また厚生労働省にも、いま現在も働きかけは続けています。この過程で垣間見られる状況は、縦割り行政の典型的現象です。厚生労働省では、災害は医政局、リハビリテーションは老健局老人保健課とのことで、どの部局でも困った顔をして次に回されてきました。まさに、災害リハビリテーションとなると受け付ける部局がないために、股裂きに会ってしまうのです。

このように、厚生労働省の各部局を回る陳情を行い、最後に社会援護局に行ったときに、見せられたのが、次の文書でした。

第2　応急救助の実施
　5　医療
　(10)　災害派遣法医療需要等に対応した関係医療スタッフの配置
　　救護班として派遣する医師等のスタッフについては、当初は外科、内科系を中心に編成することはやむを得ないとしても、時間の経過に対応し、適宜、口腔ケア、メンタルケア、いわゆる生活不活発病予防等の健康管理に必要な保健医療専門職等のスタッフを加える等、被災地の医療や保健の需要を踏まえた対応を実施すること。
（『大規模災害における応急救助の指針』（二〇一三年四月一〇日厚生労働省課長通知　社援総発〇四一〇第一号））

　つまり厚生労働省の説明では、「『生活不活発病予防等の健康管理に必要な保健医療専門職等のスタッフ』の中にリハビリテーションの専門職が含まれており、明記されたのも同じだ」ということでした。

　そのときはとてもうれしくて、戦略会議で皆によい報告ができるとワクワクして長崎に帰った記憶があります。しかし残念ながら、地方自治体の理解はまったく異なるもので、文字としてリハビリテーション専門職が明記されることの重要性を痛感するのでした。

　その後、災害に関する権限がすべて内閣府に移行したということで、内閣府への陳情が必要になりました。約二年半の間、厚生労働省の各部署、内閣府そして内閣官房といろいろな部署を訪ねる経験だけは積むことができました。政治家にも面会して陳情を行いました。今後も、根気よくＪＲＡＴの重要性を訴えていくつもりです。また、既存の災害救助法関連の法律のどの部分を改正すればよいかを精査して、具体的に明記した要望書を提出していくことを計画し、現在進めているところです。乞うご期待ですね。「頑張るっきゃないさ！」です。

都道府県との関係づくり

都道府県行政との関係も重要です。ただ、行政はやはり縦割りですから、何とか窓口を一本化してもらうこと、そして協約書提携までもっていく活動が必要のようです。このため参考となるように、現在、全国共通の協約書ができないか検討中です。

まだまだ、道は遠いようですが、災害はまたすぐにでもやってきます。支援チームのみんなが、少しでも安心して、胸を張って活動していけるように、粘り強く、しっかりと行政との交渉を続けていきたいと考えています。

主なJRATの活動

●茨城豪雨災害

二〇一五年九月、集中豪雨によって栃木・茨城で災害発生。

私はすぐさま、茨城JRATおよび栃木JRAT代表に情報集約を行うよう連絡することを、近藤国嗣副代表に指示しました。その結果、届いた情報によると、栃木JRATは何とか自分たちで対応できるというものでしたが、茨城JRATは組織が立ち上がったばかりで、どのようにJRATを運営すればよいかわからないという連絡がありました。

そこで私は、茨城県理学療法士会の斉藤秀之会長（日本理学療法士協会副会長）と相談し、ロジスティックとして、千葉JRAT代表の吉永勝訓先生と近藤副代表そして私が茨城県災害対策本部に交代で参画しました。そして筑波大学リハビリテーション科羽田康治先生との連携の下で、県対策本部解散後も、筑波大学にJRAT本部を移し、避難所支援を継続しました。避難所では大田仁史先生が長年かけて育成されてきたシルバーリハビリ体操指導士の方々が体操指導に参加していただき、最終的に茨城JRATの支援活動は茨城県の地域リハビリテーション広域支援センターの活動に移行することになりました。これは、非常にスムーズに地域リハビリテーション活動に移行した典型例として、記憶に残る活動でした。

熊本地震災害

二〇一六年四月一四日二一時二六分、熊本地方にマグニチュード六・五、最大震度七の地震発生。

この段階では多くの関係者（ＪＲＡＴの役員含め）は、「局地的なものであり、ＪＲＡＴの支援はおそらくKumamoto-JRATの支援活動に限定されるだろう」という認識でした。そして、翌一五日に災害対策東京本部を立ち上げ、さらに、現地ＪＲＡＴ対策本部の立ち上げの準備に取りかかっていました（図７－８）。

ところが、四月一六日一時二五分、マグニチュード七・三、最大震度七の本震が起こり、局地災害の様相が一変したのです。それからも震度六レベルの余震が続くなか、私は、ＪＲＡＴ代表として役員との相談の下で、鹿児島県のリハビリテーション医である緒方敦子先生および堂園浩一郎先生らに現地での情報収集に動いていただくようにお願いしました。

しかし、あまりにも思いがけない所で起こったものです。熊本でＪＲＡＴ熊本本部を設置した熊本機能病院の米満弘之会長とお会いした際、「まさか、足元でこんなことが起こるとは考えもしなかった」としみじみ言われていました。というのも、熊本機能病院は、東日本大震災のときには、東日本大震災リハビリテーション支援関連一〇団体の呼びかけにいち早く応じ、一番乗りで駆けつけていただいた病院だったのです。

個別支援

これらの動きの一方で、私は日本リハビリテーション病院・施設協会会長として、会員施設に

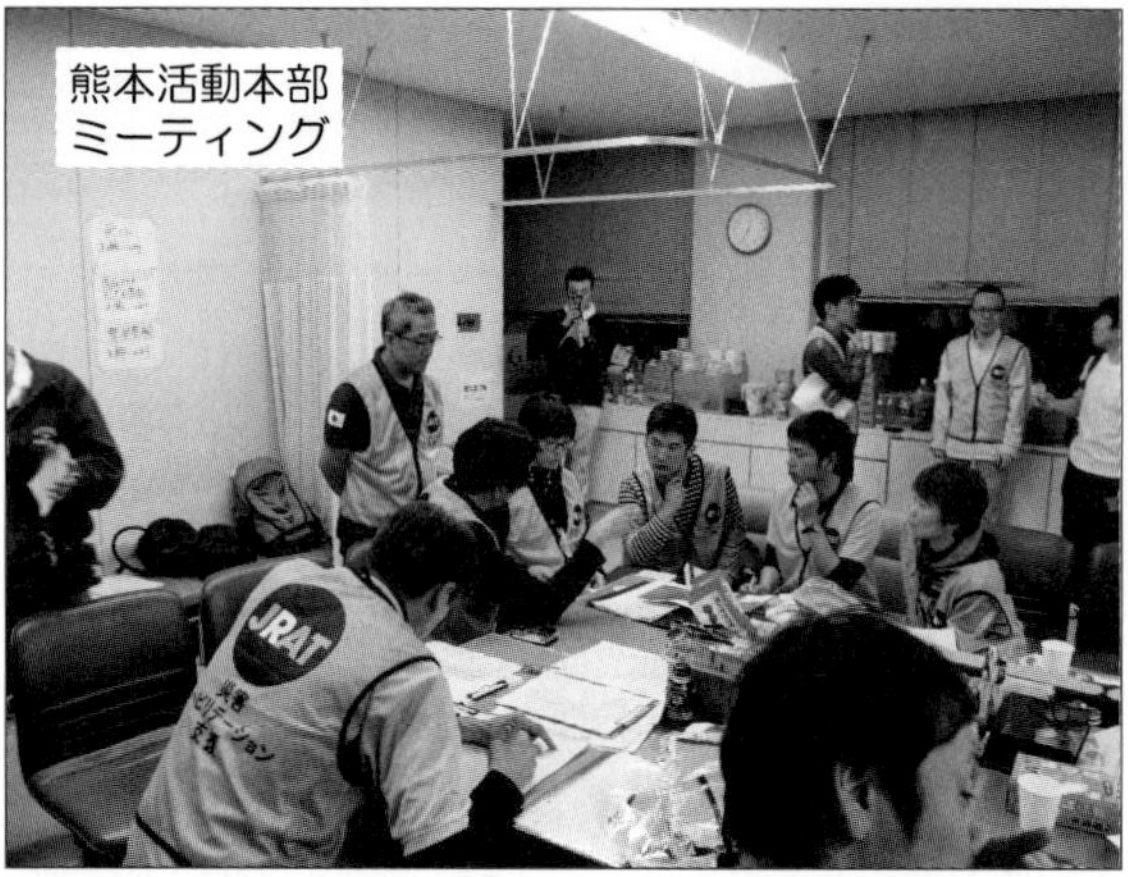

図7-8　JRAT 熊本活動本部ミーティング

電話での状況確認、必要物資の供給などの手当て・手配を行っていました。

当初、長崎―熊本間の高速道路が不通となり、熊本に支援物資を供給する手段がない状況であったため、長崎大学の片峰　茂学長に相談し、理事会で先の東日本大震災で活躍した「長崎丸」の派遣を了解していただきました。そして厚生労働省に電話でこのことを打診し、熊本側の受け入れ態勢を相談してくれたのですが、港湾の受け入れなどに大混乱が起こっており、受け入れ不可能という返事でした。それで何とか、高速道路が通行可能となるのを待って、オムツや食料・水などをトラックに積み込み、協会事務局のメンバーが主な病院に直接届け、必要に応じて配ってもらうことにしたのです。

JRAT東京本部の動き

情報が集約されるに従い、早急に県外からの支援体制を構築する必要があると判断しました。そこでJRAT東京本部で協議した結果、熊本対策本部の機能強化のためにあらかじめ研修を受けた各地のリハビリテーション専門職をロジスティックとして送り込むとともに、まずは九州・西日本に派遣チームの登録を呼びかけ、広域支援体制の構築を急ぎました。

発災から即座に支援を開始しなかったのには、ある事情がありました。実は熊本地震発生の約一カ月前に日本医師会のJMAT担当石井正三常任理事らとの話し合いによって、大規模災害時にはJRATはJMATの傘の下で活動するという申し合わせをしていたのです。ですから、県外からのJRAT支援を開始するにはJMATとのすり合わせが必要だったのです。

私は長崎にいて、JMAT本部石井先生と電話で直接情報交換を行っていました。しかし、JMATによる県外からの支援がなかなか始まらず、現地のニーズとの板挟みで非常に困まり、どうしたものか悩んでいました。そこで、種々の情報を集約し、石井先生と直接電話で話し合った結果、ついに先生のほうから「やりましょう」という一言をいただきました。早々に本部に連絡して、代表としてJRAT支援チームを県外から派遣することにGOサインを出したのです。そして、四月二三日に派遣開始となりました。

その後の東京本部の運営はまさに素晴らしいチームワークでした。中心で担っていただいたのは日本リハビリテーション医学会関東地方会の世話人の先生方でした。彼らは三～四日交代で本部長を務めていただき、他団体からの本部事務担当者と役割分担によってマッチングや現地との情報交換、情報発信業務、記録などを担っていただきました。

JRAT代表としての私は、以下の役割を担っていました。

①司令塔として、長崎からJRAT東京本部および熊本対策本部とのやり取り、調整、最終決裁

②日本医師会ＪＭＡＴ担当常任理事との情報交換
③熊本県担当部局との相談
④厚生労働省老健局老人保健課担当者への情報発信
この熊本地震災害におけるＪＲＡＴ支援活動の特徴として、次のようなことが印象深くあげられます。
①多くの避難所が開設されたが、一方で、余震のために家に戻れず、多くの方が車の中で寝泊まりをされたことにより、エコノミークラス症候群（深部静脈血栓症）が多発したこと。
②熊本における地域ＪＲＡＴがKumamoto-JRAT（熊本災害リハビリテーション推進協議会）として結成されたが、主な関連病院も被災してしまい、活動が困難であったこと。
③地域リハビリテーション広域支援センターを担う病院も多く被災してしまったこと。
④ＪＲＡＴ支援が日本医師会医療チームＪＭＡＴの傘下での活動となっていたため、支援チームに必ず一人の医師が参加することが条件となっていたこと。
なお、県外からの支援は、①避難所の環境整備、②生活不活発病に対する対策助言、③福祉機器に関する相談・助言、④Kumamoto-JRATの自立支援などが主な活動となりました。

活動のまとめ

六月以降は、支援の第二段階へとなり、東京本部機能を熊本新本部（熊本リハビリテーション病院内）へ移行して、県外からの派遣は一～二チームに縮小を行い、kumamoto-JRATのみの活動へ段階的に移行していくことになりました。

七月一六日の kumamoto-JRAT の活動終了をもってJRAT支援を終結しました（同時にJMATも終結宣言）。そして熊本では、熊本県復興リハビリテーションセンターを設置し、仮設住宅などへの地域リハビリテーション支援を展開、その後、地域リハビリテーション広域支援センターの活動に引き継ぐことになりました。

《熊本地震災害に対するJRAT支援活動（延べ数）》
・東京本部：三四六名
・熊本本部：七六五名
・直接支援：一七七四名
（活動隊数：五五四隊／訪問回数：一八九一回）

JMATの傘の下での活動のメリットと課題

熊本地震災害はJRATにとって東日本大震災以来の本格的な全国規模の支援活動となった大災害でしたが、東日本大震災のときに比べればJRATの動きは迅速で、より組織だったものであったと実感しています。今回JRATがJMATの傘下で活動するという取り決めによって、得られたメリットと今後の課題と思われる事柄を参考までに記しておきます。

《メリット》

①JRAT派遣チームすべてに、日本医師会がかけている保険がカバーされたこと（これによっ

て、支援者が何らかの事故にあった場合でも、この保険が適用されることになります）。

②ＪＭＡＴ支援が終了しても、日本医師会は終了宣言を出さずに、われわれＪＲＡＴ支援の終了を待って、ＪＭＡＴ活動の終結を宣言していただいたこと。

③国の防災会議でも、日本医師会の横倉義武会長から、避難所における災害リハビリテーション支援（ＪＲＡＴ支援）が重要であることを強調していただき、ＪＲＡＴの名前が防災会議の議事録に記載されたこと。

④現地での医師会との強固な連携がスムーズに実施されたこと。

《課題》

ＪＭＡＴの傘下での活動の前提が「各チームに医師が存在すること」になっていたことが苦労でした。リハビリテーション医の数は非常に少なく、これを条件にされるとチームが編成できないこともあります。そこで長崎では、長崎大学の学長および長崎大学病院長の英断で、大学病院の整形外科や脳神経外科の医師にチームの一員として参加していただいたのです。いまでは、医師の包括的指示などによるチーム運営などを考慮していく必要があると考えています。

柔軟な取り決めの重要性

ある病院の理事長からの報告です。「発災から数日間は、病院が避難所指定場所でないにもかかわらず、近隣住民が約一五〇人も避難してきた。熊本対策本部となった熊本機能病院でも、約数百人の避難者を受け入れた」とのことでした。つまり、病院は住民にとって安心して避難できる身近な所と認識されているということです。

ところが、病院は一般的に食料・水あるいは燃料の備蓄は入院患者用として（ほぼ三日分）しか準備していません。ですから、近隣住民が避難してきた場合には、当然食料や水が不足してしまいます。現にこの理事長は、その実情を県行政に説明して、「避難所におにぎりが必要だ」と訴えたそうですが、避難所指定場所ではないため、「自分たちで調達してくれ」と言われたとのことです。

この例は、災害時には、このようなことが起こり得るということを想定して、平時から柔軟な取り決めを行っておくことの大切さを示唆する出来事でした。

参考文献

・大規模災害リハビリテーション支援関連団体協議会編「熊本地震災害リハビリテーション支援報告書」二〇一七年

付記：「地域包括ケアと災害」を学ぶ

吉里吉里から学ぶ自立した住民力のたくましさ

東日本大震災時、独立心旺盛な避難所運営が行われた所がありました。それは、岩手県大槌町の吉里吉里地区という所です。私がこの吉里吉里地区にとても興味をもったのは、「災害のような異常な状況下で、地域住民が互いに助け合い、みんなで自立した避難所運営ができた」という点についてです。これはまさに、国が二〇二五年までに目指す「地域包括ケアシステムの構築」にとても重要な示唆を与えてくれるのではないかと感じたのです。

震災時、大槌町では大津波によって行政機能が完全に失われた

この大槌町では、震災時、町長はじめ、主だった幹部の方々が役場もろとも大津波に飲み込まれ、行政機能が完全に麻痺してしまいました（写真1）。このため、多くの避難所では外部からの支援やボランティアに支えられ、寒い避難所生活を余儀なくされ、そして高齢者は徐々に生活不活発症となり、寝たきりになるという状況を呈したのです。

ところが、大槌町役場がある大槌町中央地区から

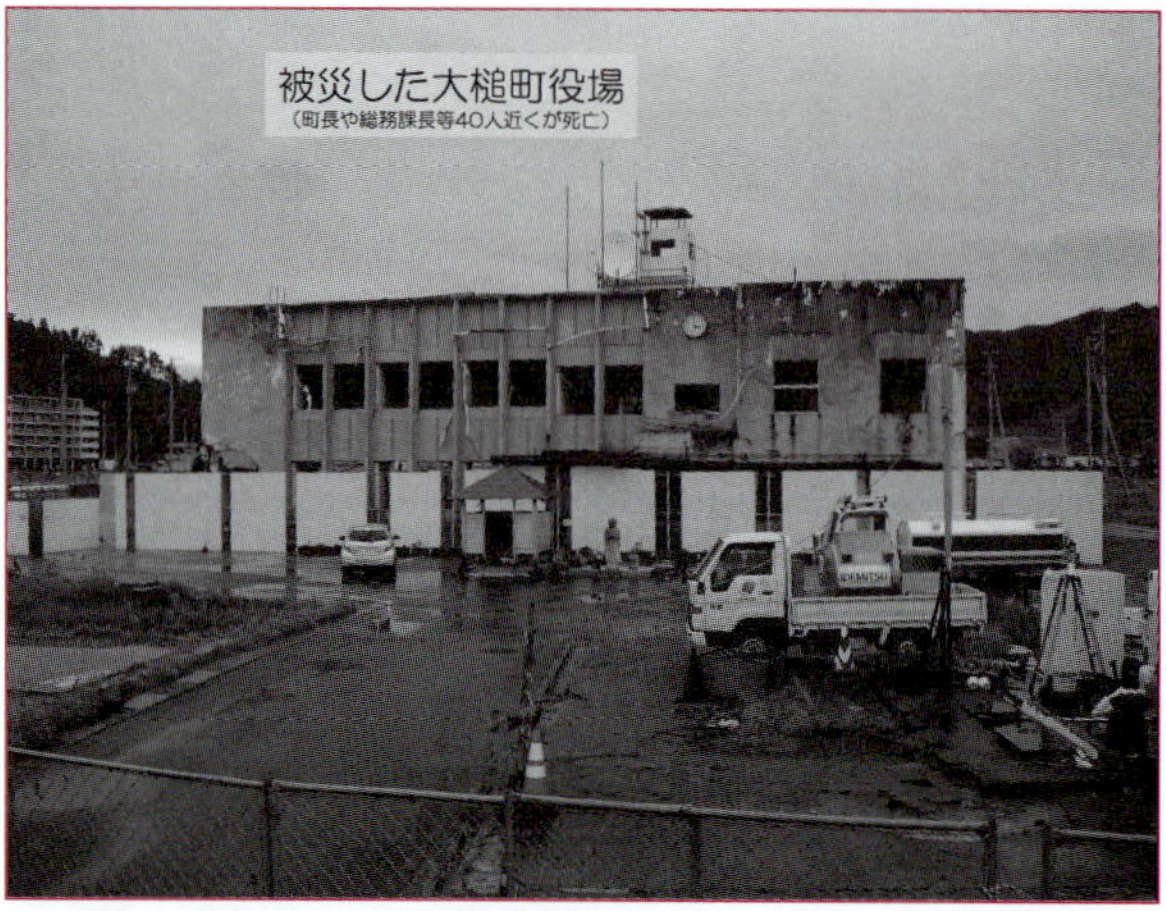
被災した大槌町役場
（町長や総務課長等40人近くが死亡）

写真1　被災した大槌町役場

トンネル一つ離れた吉里吉里地区では、避難所となった吉里吉里小学校に集まった住民は、自主的に災害対策本部を設置して組織化を図り、自分たちでしっかりと避難所運営を行い、いち早く復興を成し遂げたのです。私は、その避難所運営の中心的役割を担った災害対策本部長の東谷寛一氏、副本部長の芳賀衛氏、事務局長の藤本俊明氏の三人にお会いし、その避難所運営の詳細について話を聞き、多くのことを学ぶ機会がありましたので、ご紹介いたします。

吉里吉里地区の紹介（藤本氏）

「太平洋側の沿岸にあって、海は船越湾、後ろは山々に囲まれた自然豊かで漁業の盛んな集落で、震災前は人口約二五〇〇人。小・中学校と、村が建てた寺・神社（実はこの神社の神主が私、藤本です）が一カ所ずつあります。住民のほとんどが小中学校の先輩後輩で、地域のつながりはとても強い所です。ここには水源や川がないため、昔から住民の防災意識は高くて、消防団の活動はとても尊重され、団員は大切にされてきました。とくに消防団の団長は、部落の顔役みたいなものでした。だから、避難所になっているこの小学校を建てるときには、みんなで話し合い、屋上にプールを造り、常時水を貯めておくようにしたのです。そして、火災のときには、設置されている一階の消防車のホース用蛇口からプールの水が使えるようにしたわけです」。

3・11吉里吉里小学校避難所では

藤本氏いわく、「何せ、大槌町の行政機能が破綻したので、村は孤立したも同然。混乱のなかで自分たちで何とかするしかなかったんだよ！」。

吉里吉里小学校の避難所（写真２）では、校長先生が、いち早く消防団長経験者を集めて災害対策本部を立ち上げ、役割を決めて、組織化を図ることを提案しました。それで皆で相談の結果、年長の東谷さんが本部長に選ばれました。

リーダーたちの合議によってできあがった「吉里吉里災害対策本部」（図１）の組織は本部長は東谷氏、副本部長が芳賀氏と校長先生、総務班は藤本氏、それに被災者管理班、情報班、食料班、保健衛生班、燃料管理班、施設管理班などの班から成り立っていました。それぞれの班の班長には消防団経験者が就いたので、いろいろ指示を出さなくても、主体的に役割を担ったのです。

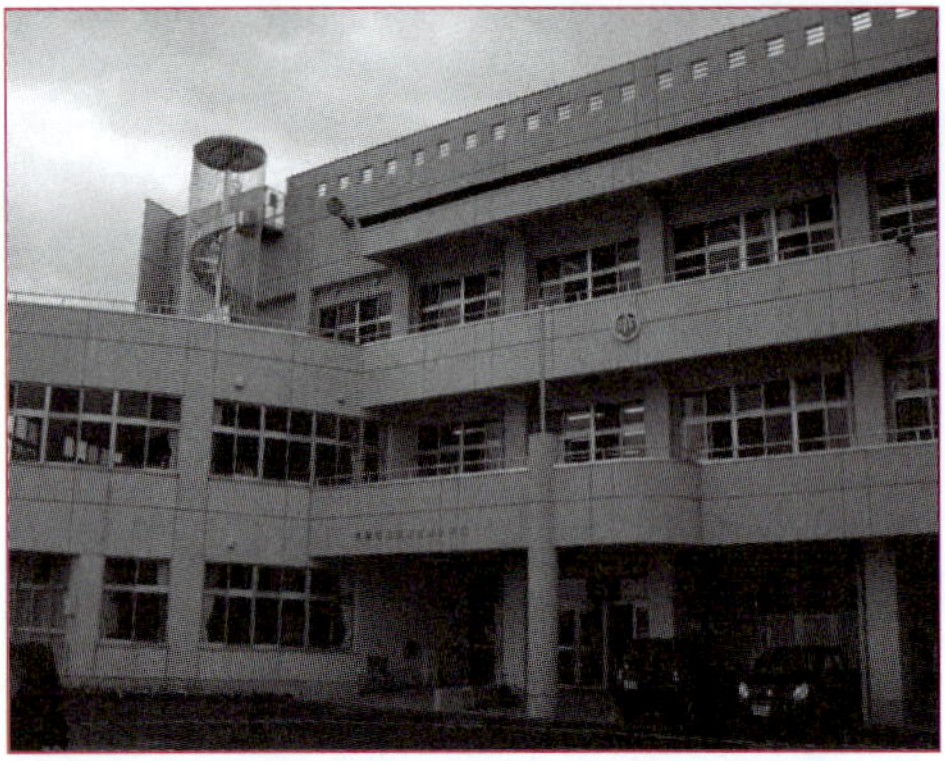

写真2　避難所となった吉里吉里小学校
丘の上に建っており、屋上には消火用にも使えるように配管が施されていたプールがあり、トイレはすべて洋式となっていた。学校建築時にみんなで話し合って決めたとのこと

本部長の東谷氏いわく、「本部長といっても、その役割は、最終判断をする以外は、毎日避難所の体育館を回り、何か困っていることはないか、などと話を聞き、できるだけ寄り添うように心がけただけだよ。それから、もしも避難者に『何かをするように』と役割を押し付けたら、できない人は肩身が狭くなるから、避難者には役割を押し付けたりはせず、ただみんなに報告を兼ねていろいろ相談したり、提案したりして、自主的に協力してもらい、みんなが互いに助け合ったよ」。

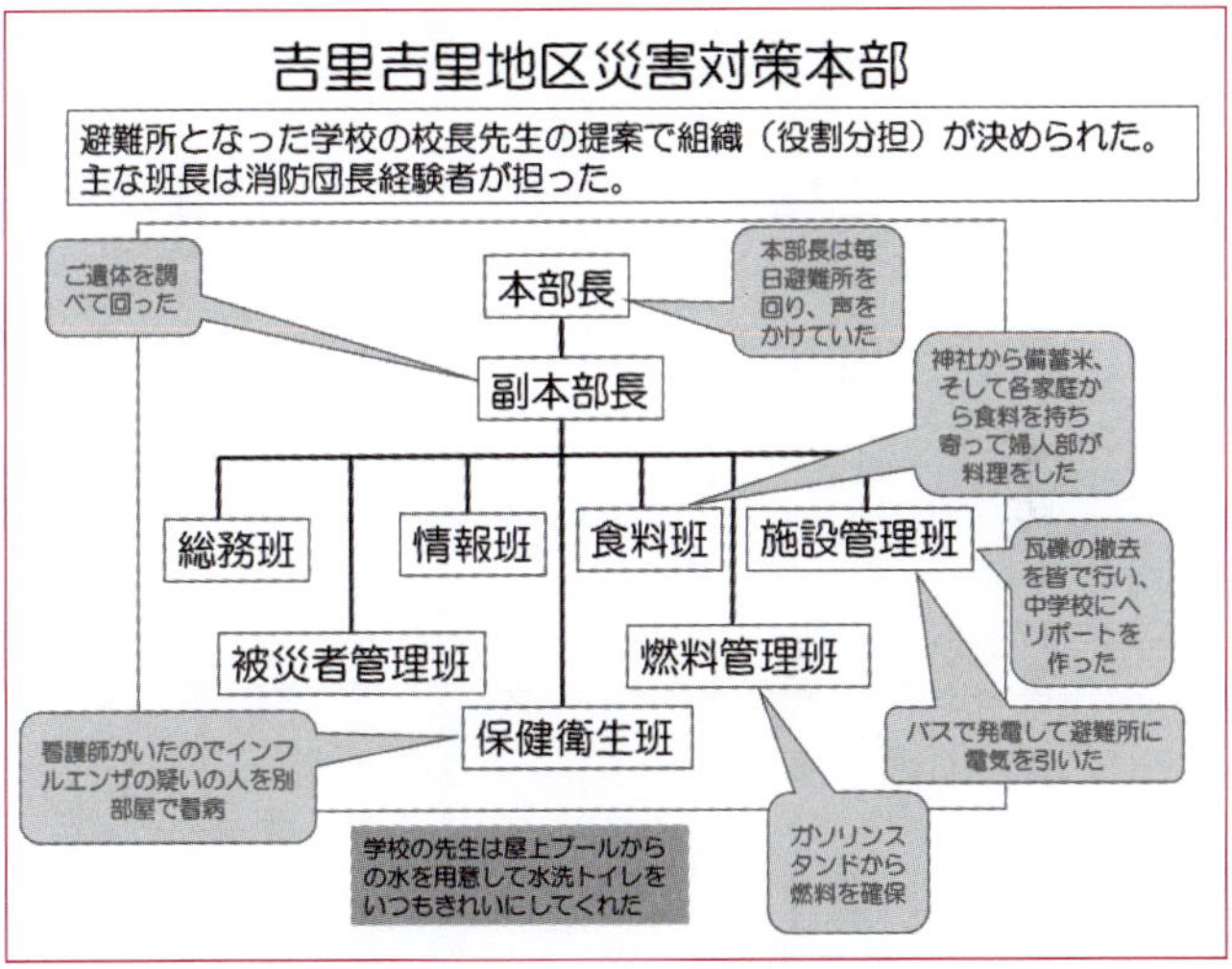

図1　吉里吉里地区災害対策本部組織図

以下、藤本氏に聞いた災害対策本部での具体的な活動例を紹介します。

「災害の時に大切なのは明かりと暖」という昔からの教え

消防団長経験者の集まりのときに、誰かが「昔から『災害のときには〝明かり〟と〝暖〟が大切だ』と年寄りが言っていた」と言うので、どうしたものかと、避難所のみんなに相談したのです。そしたら、ちょうどバス会社の経営と車整備工場をやっている○○社長さんが、「うちのバスが壊れずに生きているから、校庭に持ってきて、エンジンをかけて発電すればいい」と即座に動いてくれました。配線コードは、祭りのときに提灯をぶら下げて明かりを灯すために使っているのが神社にしまってあったのでそれを利用しました。

◆このことで非常に早い時期から電気が使

え、暖もとれたし、パソコンや携帯も一部使えるようになりました。

ガソリンはガソリンスタンドにある！

しかし、明かりのためにいつまでもバスのエンジンをかけっぱなしでは、ガソリンがもちません。それで、避難所で皆に「何かいい知恵ないか？」と聞きました。すると誰かが、「ガソリンはガソリンスタンドにあるじゃないか！」と言うので、皆でガソリンスタンドの瓦礫を撤去して、地下のタンクから手動ポンプで吸い上げてガソリンを確保することができたのです。

◆このことで緊急用の車両や瓦礫を撤去するための重機などが動かせるようになりました。

婦人部の炊き出し

被災して数日は、おにぎりを分け合って食べました。ほんのちょっとずつでした。その後、婦人部のみんなで食料班を作って、神社に備蓄していた米を持ってきたり、家々から持ち寄って、炊き出しをしてくれました。また、水は裏山のきれいな水が飲み水として使えたので、結構いい食事ができるようになったのです。

◆このことで早期から発災前と同様の食事をとることができました。

ヘリポートを造る

村には病院がないので、誰かが病気になったら、地区外の病院に運んでもらう必要がありました。そこで、小学校から離れた中学校の校庭にヘリポートを造ろうということになりました。中学校の校庭まで、道路上の瓦礫を撤去するのに、避難所で呼びかけたら、自主的に一〇〇人近くが協力してくれました。
◆自衛隊の救助ヘリがこのヘリポートを最初に見つけ、ここに救援物資を降ろしてくれました。大槌町近辺では、唯一ヘリコプターが着陸できる場所でした。

保健衛生班の働き

避難者の中に三人の看護師がいたので、保健衛生班を担ってもらいました。インフルエンザの疑いの住民が一人出たので、一部屋に収容して看てくれました。
◆その後インフルエンザの住民はヘリコプターで病院まで運ばれましたが、大事には至らなかったとのことでした。

プールの水をトイレの排水に利用

学校のトイレは震災前から洋式になっていたので、トイレの排水は屋上のプールの水を利用しました。学校の先生たちがトイレ担当となって、バケツで何回も水を運んでくれました。

一番人気があったのは「風呂」だった！

あるとき、新潟の方から、「お湯を沸かすことができる大型のボイラーがあるが、どこか使うとこはないか？　必要なら無料で持っていく」という情報が舞い込んできました。どうやらほかの避難所では燃料がないので、引き取るところがなかったみたいなのです。それなら、ということで持って来てもらい、お湯を沸かせるようにして、養殖用に使う水槽を校庭に並べて男湯と女湯を作ったところ、とても評判で、みんな喜んでくれました。

避難所の自立運営の鍵は、校長先生

校長先生は、「学校が避難所になったとしても、すべてのことを学校の職員だけで担っていくことなどできない。不可能だ。だから、避難所はそこに集まった地域住民らが、自らの力で運営するのが一番だ」と考え、地域のリーダーたちに対策本部を作ることを提案したとのことです。校長先生は、組織図を作り、それに従って役割を担う主な人間を決めることが大切であると考えたのです。

ここで重要と思われるのは、校長先生の役割です。学校の校長先生は、地域住民が大切な子どもを預けている先生たちの中で一番偉く、信頼を寄せる存在です。彼の提案であれば、皆耳を傾けざるを得ないという立場です（いわゆる「地域の名士」というわけです）。実は、熊本の地震災害のときも、私は、避難所となった河原小学校の体育館で避難者が自主的に避難所の掃除をしたり、高齢者を見守ったり、そして炊き出しまで自分たちで行っていたのに遭遇しました。避難所生活に何ら援助がいらない状況を呈していたのです。この運営もやはり学校の先生たちが中心となっていました。

吉里吉里の人たちから学んだこと

このように、災害時には、可及的速やかに住民力が結集され、互いに支え合う自立した避難所運営が実現することが理想です。災害時の地域住民による主体的・自主的かつ組織的な活動は、平時からの地域の支え合い（住民力）、ひいては地域包括ケア時代における地域の仕組みづくりにかかわる重要な課題だと考えます。

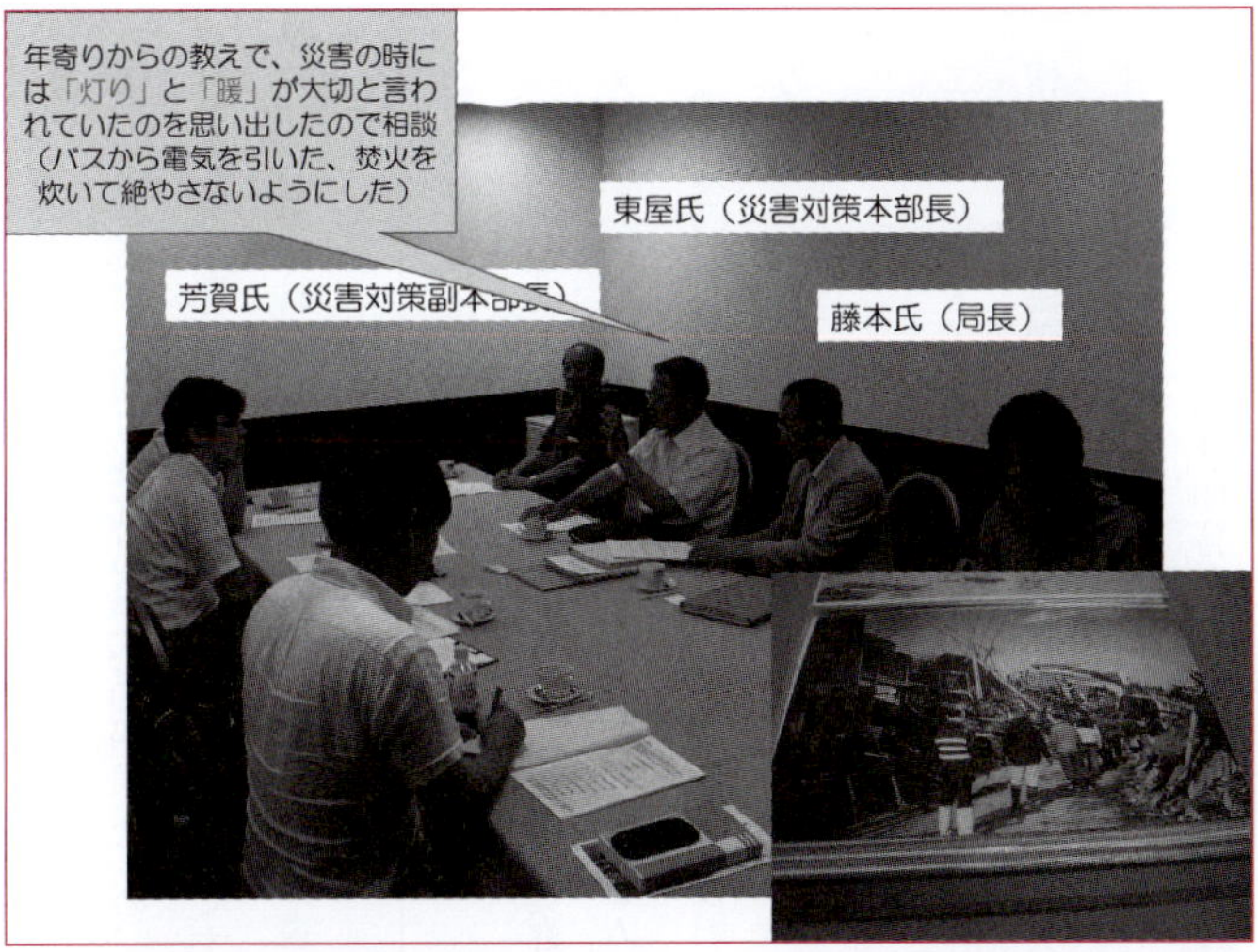
年寄りからの教えで、災害の時には「灯り」と「暖」が大切と言われていたのを思い出したので相談（バスから電気を引いた、焚火を炊いて絶やさないようにした）
東屋氏（災害対策本部長）
芳賀氏（災害対策副本部長）
藤本氏（局長）

写真3　吉里吉里地区の方々と

私が吉里吉里の方々から学んだことは、災害に備えて、多くの人と連携することの大切さです。それには、いまからでも始められることがあります。それは、

①昔からの地域の言い伝えを学び、大切にすること
②平時から、避難所となる学校の先生たちと共に避難訓練を行うこと
③互いに支え合う地域づくりを展開すること
④住民力のたくましさを信じて、共に活動すること

私たちはこれから、もっと視野を広げ、地域を洞察し、学び、多くの人々と連携し、行動することが大切だと思った次第です。

非常に偶然なのですが、まったく別の機会に、日本で最初に株式会社を設立した澁澤栄一氏の曾孫である澁澤寿一氏と昵懇になり、あるとき彼から参考までにということで、送ってい

ただいたのが、一九三三年（昭和八年）三月三日に起きた津波災害後の七月一三日付で書かれた、「大槌町吉里々々部落新漁村建設計画要項（いわゆる災害復興計画書概要）」という分厚いコピーでした。これに目を通してとても興味を抱きましたので、紹介しておきます。

この計画書は大槌町長五島忠太郎氏をはじめ、行政と地域住民代表（大槌町復興委員）四四名、それに各産業関係者八名が協力して作成したものです。その内容は、当時の社会背景から若干全体主義的な臭いが感じられますが、とても興味深いことが書かれていますので、一部紹介しておきます。

（三）新漁村建設計画の要旨

一、隣保相助ノ精神ヲ振作シ共同ノ力ヲ産業経営並ニ日常生活ノ上ニ致シ以テ今次災害ノ復旧復興ヲ期スルト共ニ部落永遠ノ共存共栄ヲ営ムモノトス

（助け合いの精神に則り、皆の力をもって復旧・復興するとともに、部落の永遠の共存・共栄を図ろう！）

二、之ガ為メ各種団体並ニ部落民一致協力」各其の分野ニ精進シ其ノ間イヤシキ個人的利害又ハ感情等ニ依リ協調ヲ破ルガ如キ間隙アルヲ許サズ常ニ緊張シタル精神ヲ以テ終始一貫強固ナル団結ノ下ニ邁進セムコトヲ要ス

（そのためには、各種団体や部落民が一致協力して、それぞれの分野で頑張ろう！　その間に、個人的な利害や感情などで協調を破るようなことのないように、緊張した精神をもって終始一貫強固な団結の下で前に進むことが必要である）

三、——

（大槌町吉里々々部落新漁村建設計画要項一九三三年）

このように、計画書の前文ともいうべき部分に、復興に向かっての心構えが書かれています。そこには、「個人的利害関係を乗り越えて、みんなで協力し合い、一致団結して、立ち向かい、将来も村が共に栄えるようにしよう！」という宣言が記されているのです。

エピローグ

いつの間にか、開院からはや一〇年が経っていました。回復期リハビリテーション専門病院を造る。私にとっては、とてつもない、大それたといっても過言ではない、大きなチャレンジでした。

ここに至るまで、多くの方々にご指導・ご支援をいただきました。

私にリハビリテーションの世界を指し示していただいたのは、浜村明徳先生（現、小倉リハビリテーション病院名誉院長）、そして近森リハビリテーション病院を薦めていただき、回復期リハビリテーションの重要性を教えていただいたのは石川　誠先生（現、輝生会会長）です。

そして、日本リハビリテーション病院・施設協会では澤村誠志先生（兵庫県立リハビリテーションセンター顧問）、大田仁史先生（現、茨城県立健康プラザ管理者）、米満弘之先生（現、熊本機能病院会長）には地域リハビリテーションの根本的な何たるかを、情熱をもって、ご指南いただきました。

また、私がリハビリテーション病院の院長として修業をさせていただいた社会医療法人近森会の近森正幸理事長そして川添　昇前管理部長には、言葉ではとても表せないくらいお世話になりました。長崎リハビリテーション病院開設に際して、七〇人近くのスタッフを一〇カ月間研修のために預かっていただきました。その後の診療報酬改定などを考えるだに、おそらく、この研修の受け入れがなかったら病院が離陸できずに資金的に失速していたであろうと、つくづく空恐ろしくも感じています。とても普通の感謝では済まないご恩を賜りました。同様に、近森リハビリテーション病院の皆さんにも本当に感謝しています。近森なくして長崎リハビリテーション病院はなかったと言っても過言ではありません。賜ったご恩は一生かかっても返しきれないくらいのものです。このご恩は決して忘れてはならないことと職員にはしっかりと伝えていくつもりです。

急性期病床をもたない、完全に回復期リハビリテーションに特化した病院。それまで長崎には存在しない形態で、大学にもリハビリテーション講座がないことから、リハビリテーションは自分たちには関係ないという医師たちが大半を占める状況下で、明確な役割を表現して、実績を積み重ね、長崎ではなくてはならない病院になることがまず重要な課題でした。また、急性期（救急）病院から脳卒中などの患者さんを紹介していただかなければなりません。そうでないかぎり、経営は成り立っていきません。

そのためのトップとしての私の使命は、「職員の給料を払いつつ、借金も滞りなく返済。そして、なおかつ、質の高いリハビリテーションサービスを提供し、かかわった患者・家族が安心して地域生活を続けられるように、地域リハビリテーション活動を展開する。そして、その活動の大切さを長崎から全国に発信していく」ことと考えてきました。

それにしても、この一〇年間、とてもいろいろなことがありました。全国規模の学術研究大会も二回（回復期リハビリテーション病棟研究大会とリハビリテーションケア・合同研究大会）大会長として開催しました（開設から五年以内に二つの全国大会を開催したのは、とてもまれなことだと思います）。

また、日本リハビリテーション病院・施設協会の会長職を、二〇一八年五月までの六年間担うという、身に余る経験をさせていただきました。種々、修行だと思い、逃げずに任務を果たす努力はしてきたつもりです。しかし、つくづく感じましたのは「東京は遠い」ということです。多くの会議が東京であります。長崎から東京は二時間の会議でも時間帯によっては一泊する必要があります。長崎―上海のほうが東京より近いのをご存じでしょうか。時間の価値感・過ぎるスピードが地方と東京ではずいぶん違うことを、いまさらのように感じたものです。

日本リハビリテーション病院・施設協会の会長としてはとても微力だったと思います。何とか三期六年間、役割をそれなりに果たせたのも、斉藤正身副会長（医療法人真正会霞ヶ関南病院理事長）をはじめとした三役および理事、委員会委員、そして協会会員の皆様のご指導・ご鞭撻あってのことと感謝しております。

会長に就任して努力したのは、厚生労働省をはじめとした他団体（日本医師会、日本歯科医師会、日本リハビリテーション医学会、日本理学療法士協会、日本作業療法士協会、日本言語聴覚士協会、全国老人保健施設協会、日本慢性期医療協会など）との密接な関係づくりでした。お陰さまでいろいろなことを学ぶことができました。

医科歯科連携の推進、災害リハビリテーション支援の組織化、そして地域リハビリテーション支援体制の再構築などまだまだ大きな課題は残っています。斉藤正身新会長の下、これらの課題を乗り越え、協会がさらに発展・進化していくことを期待しています。私は今後も、「大規模災害リハビリテーション支援関連団体協議会（ＪＲＡＴ）」の代表として頑張ることで、少しでもお役に立てたらと願っております。

また、いま現在もですが、私にとって、とても大切な会があります。それは「ＮＰＯ法人 地域の包括的な医療に関する研究会」です。理事長は有賀 徹先生（現、独立行政法人労働者健康安全機構理事長）、そして私が副理事長を務めています。有賀先生はわが国の救急医学界の重鎮です。つまり、このNPO法人は地域の救急医療からリハビリテーションまでを包括した医療のあり方を考える会なのです。主に理事たちの県で年二回市民公開講座を開催し、市民と一緒になって地域医療のあり方を考えていこうという活動をしています。有賀先生とはもともと私が救急医療に従事していたころ、私は十善会病院脳神経外科部長、長崎実地救急医療連絡会初代代表をしていたころ（彼は昭和大学救急医学講座教授ののち昭和大学病院の病院長をされた）からの関係で、いまなおこのNPO等を通じていろんな場面でのお引き回しとご指導をいただいています。これがいまだ、私にとって地域の救急医療がいつも視野に入っているゆえんだと思います。お互いに目指すところは同じです。

ところで、対外的な仕事で出張ばかりしていても、いつも気になるのは病院のことです。時々、病院で何かの問題が起こると、「自分が出張ばかりしているからではないだろうか」と思ってしまうこともありました。しかし、ここまで大過なく、やってこられたことは、ひとえに、専従医師と共に病棟運営を担ってくれているマネジャー（とくに氏福恵美子、韋美和子、永江和美君たち：彼女たちは私が救急病院の脳神経外科部長であったころの病棟看護師。そして荒川喜咲子君：現、在宅支援統括部副部長）をはじめとした現場スタッフが一丸となって頑張ってきてくれたおかげだと、本当に感謝しています。

また、経営面からも稼働率の低下は私にとって非常に大きなストレスで、いつも胃が痛くなります。そんなとき、できるだけがまんすることにしているのですが、時に耐えられず、連携室を担う副院長（看護師：当初は伊東由美子君、そして今は前田睦美君）に強い口調を投げかけたこともあります。そんなとき、必ず後から自分の中で後悔の波が押し寄せてきます。

病院開設から五年目に、次のステップに進めるために、増築を行いました。

訪問リハビリテーションと通所リハビリテーションの事業所そして居宅介護支援事業所を集約した「在宅支援リハビリテーションセンターぎんや」です。回復期リハビリテーション病院が地域とのつながりをもつための窓口的存在となってくれることを期待したものです。まさに、地域リハビリテーション活動の窓口です。このころから国は、地域包括ケアシステムの構築を発信し出しました。大きな変化だと思います。まさに地域リハビリテーションの理念がいままで以上に重要となる時代が来たと実感しています。まさに原点回帰です。われわれがしっかりと見定めていくべき道標がそこにあると実感しています。

この一〇年、新たに医療人ではない方々にも多大なる応援をいただきました。その方々をご紹介し、謝意を表したいと思います。

○上柿元勝氏（現、株式会社オフィス・カミーユ　オーナーシェフ：一九五〇年九月一七日生）

二〇一八年秋の叙勲で、黄綬褒章を授与されたムッシュ上柿元勝は、フランス料理の第一人者であり、同年初めにフランスからも勲章が贈られています。元長崎ハウステンボスホテルズ専務取締役総料理長および、ホテルヨーロッパ総支配人兼総料理長（ハウステンボス創始者、神近義邦氏時代）で、現在、私どもの法人是真会の「食の顧問」です。病院で講演もしていただきました。個人的に、一、二カ月に一回は磯本本部長と三人で飲み会をして、世の中の話などとても青臭い話をしています。謙虚で、それでいて料理にはとても厳しく、妥協しない「薩摩っぽ」です。

二〇一八年の法人主催の秋祭りにはスープを作っていただき、参加された患者さん・ご家族、あるいは近隣の方々に自ら給仕されていました。

○池田武邦氏（一九二四年一月一四日生）

同じく当院でご講演いただいた方に、池田武邦氏（九五歳）がおられます。氏はハウステンボスを設計されましたが、もともとは日本で最初に超高層建築ビルを設計された方です。

彼は五〇代のときに突然、超高層建築ビルを建てることに疑問をもち、自然を大事にする活動を始められました。そして縁あって長崎オランダ村、そしてハウステンボスプロジェクトに参加されたとのことです。今でもハウステンボスには大村湾に汚水を垂れ流して湾を汚染しないようなシステムが存在し、運河は原則コンクリートを使わずに石垣を組んで造り、このために今ではいろんな魚が生息しています。

お話を聞くと、第二次世界大戦で帝国海軍士官として戦艦大和と一緒に沖縄から最後の出撃をした軽巡洋艦「矢矧《やはぎ》」に乗っていて撃沈され、九死に一生を得て奇跡の生還を遂げられた方で、戦後に東京大学建築学科に行かれ、建築家となられたのです。

ある雑誌の対談で私は「失礼ですが、人生の先輩として聞かせていただきたいのですが、これからどのような人生を送っていきたいと思っておられますか?」と聞きました。池田さんが九一歳のころです。そしたら、返ってきた言葉は、「日々、研鑽できることをやっていきたいと思っています」とのことでした。びっくりしました。九〇歳を超えても、なお研鑽の心をおもちだということのすごさに、思わず、「ヒエー!」と言ってしまいました。聞くところによると、その後、九三歳になってから奥様が車椅子状態になられたので初めて台所に立ち、料理を始めたとのことです（男子、厨房に立たず!の時代の人です）。しかも、毎日七千歩は歩くようにしているといわれていました。いわく、「なかなか料理も面白いねー!」ですって。まさに高貴高齢者です。

○神近義邦氏（現、株式会社エコ研究所代表取締役会長：一九四二年八月二一日生）

長崎オランダ村・ハウステンボス創始者で、現在、「神近塾」を主催されています。

以前、閉鎖されている長崎オランダ村を一緒に見に行きました。そのときの氏の喜々とした姿は忘れられません。中に入ったのは閉鎖以来初めてだったらしいのです。

レンガの石畳を示して「これはオランダから輸入したものだよ」。また、大きく成長した樹木を示して、まるで子どもが大きくなった姿を見ているような眼差しをして、「あー、こんなに大きくなったのかー!　植えたときには僕の背丈ほどもなかったんだよ」と話してくれました。

私はその時、聞いたのです。「神近さん、ハウステンボスが野村證券そして今はＨＩＳなどと人手に渡り、さぞ、無念でしょうね」と。

すると氏は、「いやー!　そんなことはないよ。ハウステンボスの建物や街はちゃんと残ってますよ。そもそも、僕は千年の街づくり（一〇〇〇年以上続くという意味）を造ったのですよ」

と言われました。

二〇一八年六月に、主催されている「神近塾」の方々と共にオランダ視察研修に参加させていただきました。医療人は私一人でした。視察の内容をコーディネートされたのは現在、オランダ在住の後藤　猛さんでした（実は彼は司馬遼太郎が書いた『オランダ紀行』に登場しています。司馬遼太郎がオランダに取材に行ったときに案内された方でした。もちろん、ハウステンボスとも深い縁がある方です）。

視察先にはオランダ村・ハウステンボスを造るに際して尽力された国会議員訪問も入っていました。オランダ政治の中心都市であるハーグでは、上院議会の中を案内していただき、議場にも入らせていただきました。そのほか、個人的に興味があったパプリカやトマトの水耕栽培の大農場も見学することができました。また、アムステルダムから北へ約四〇キロメートル行ったホールンタワーに行ったときのこと、近くのレンガ造りの建物が並ぶ街並みを示して、神近さんが「ここからここまではハウステンボスにあるよ！」と言われたのはたまげました。また、運河を船で下ってるときに両岸にある素晴らしい豪華なレンガの屋敷を指して「あの建物も、これもハウステンボスに持って行ったんだよ！」と当時のことを思い出しつつ、語っておられたのが印象的でした。私にとってはとても勉強になる旅でした。神近さんにはさまざまなことで、人生の大先輩として大所高所からご指導をいただいているところです。

さて、これからの一〇年を考えたとき、医療界は決して「追い風」ではなく、むしろ激しい「向かい風」の時代だと思います。耐え忍びながら、なおかつ質の高い医療を提供することが求められるでしょう。もしかしたら、回復期リハビリテーション病棟の存在価値が強く問われ、今までの運営だけでは変化についていけずに、質も担保することも難しくなってくるやもしれません。

そんなとき、何のために病院を立ち上げたのか、そして初期の一〇年間にどんなことを考え、どんなことが起こったのか、そして、どのような人々がわれわれを見守ってくれているのか、等々、わずか一〇年しかない歴史のなかの出来事などを記録として残すことで、これからの困難を乗り越える一助となすために、また前を向いて頑張っていけるような記録にしようと思い、原稿執筆を始めました。

実は、この開くはずのない扉を開けていただいたのは学校法人九州文化学園の安倍直樹理事長そして常務理事の本岡吉彦さん（現在、ともに、法人外部理事）です。そして高知へ赴任するに際して、ご心配をおかけし、以来、いつも激励をいただき、「決して夢を忘れるな！」と言い続けていただいた那須良昭医療法人財団博愛会会長（現、法人外部理事）の存在は今も心強い後ろ盾となっていただいています。

たった一〇年。まだまだ道半ば、夢はいまだ遠い彼方です。障害があっても人としての尊厳が守られるためには、どのような人でも地域社会の一員としての役割・居場所が存在することが大切です。救急医療は助けた・助かった人が、どんなに障害があっても地域社会の一員として戻って生活する姿を見られてこそ、その存在感・重要性・従事者の頑張りがいがあると思うのです。そんな地域づくりがしたいものです。その一環として無農薬菜園・水耕栽培などのシステムを構築して、障害のある方々が農産物を生産し、商品価値の高いものを販売していく農業をやりたいとも、ひそかに思っています。また、高齢・障害者の住宅部門も必要になってくるでしょう。職員向けには病児保育や保育園が欲しいですね。それに障害のある子どものことも気になります。長崎には発達障害などの障害児にしっかりとしたリハビリテーションサービスを提供する場が不足しています。

あれや、これや思うだけでも、まだまだ物語が完結編までたどり着かないことを実感します。もっともっと、医師が必要です。志のある仲間が結集するためには、もうひと踏ん張り必要なのでしょう。

組織の可能性はトップの可能性によって決まる。私自身、まだまだ、いつまでも修行です。

栗原　正紀

二〇一九年一月

著者紹介

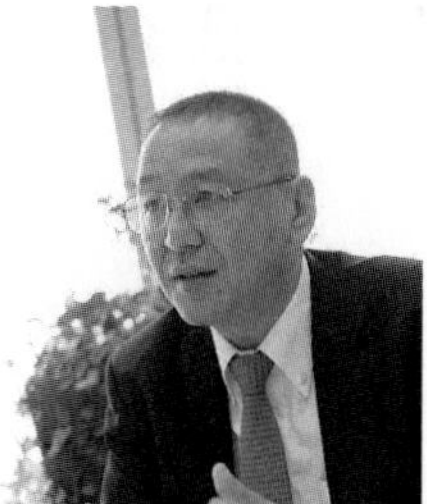

栗原　正紀（くりはら　まさき）

一九五二年二月九日生まれ。

医学博士。

一九七八年、長崎大学医学部卒業後、同大学医学部附属病院脳神経外科学教室に入局。一九八一年、和泉少年院法務技官（和歌山県立医科大学第一病理研究生）。一九八五年、米国国立衛生研究所留学（研究員）。一九八七年、長崎大学医学部附属病院脳神経外科助手。一九九〇年、長崎大学医学部脳神経外科講師。その後、長崎市内の老舗の救急病院である社会福祉法人十善会 十善会病院に脳神経外科部長として赴任。一九九九年、同病院副院長。この間、長崎実地救急医療連絡会初代代表として救急医療システムの構築を、また、長崎斜面研究会初代代表として地域リハビリテーション、まちづくりなどに参画。二〇〇一年から医療法人近森会 近森リハビリテーション病院院長として五年間勤務。二〇〇六年六月に院長職を辞し、社団法人是真会理事長に就任。二〇〇八年二月、長崎リハビリテーション病院（一四三床、三つの回復期リハビリテーション病棟を有す）を開設（同院長）、現在に至る。

役職

○大規模災害リハビリテーション支援関連団体協議会（ＪＲＡＴ）代表
○日本リハビリテーション病院・施設協会名誉会長
○全国リハビリテーション医療関連団体協議会代表
○日本理学療法士協会顧問
○日本リハビリテーション医学会特任理事
○ＮＰＯ法人地域の包括的な医療に関する研究会副理事長
○ＮＰＯ法人長崎斜面研究会副理事長
○長崎回復期リハビリテーション連絡協議会代表世話人
○長崎県脳卒中検討委員会委員
○長崎県地域包括ケア推進協議会委員
○長崎市地域包括ケア推進協議会委員
○長崎市地域医療審議会委員

著書

『長崎発　救急車とリハビリテーション—救急医療から地域ケアへ』荘道社、一九九九年
『続・救急車とリハビリテーション—高知から長崎へ　回復期リハ病棟への熱い想いをかたちに』荘道社、二〇〇八年

※この本の印税は，NPO 法人長崎斜面研究会の活動のために使われます。

救急車とリハビリテーション3
長崎発　地域包括ケアとリハビリテーション
これからの医療のかたち

定価（本体価格 2,800 円＋税）
2019年 2 月 9 日　　第 1 版第 1 刷発行

著　者　栗原　正紀
発行者　佐藤　　枢
発行所　株式会社 へるす出版
〒164-0001　東京都中野区中野 2-2-3
Tel.　03-3384-8035(販売)　03-3384-8155(編集)
振替 00180-7-175971
http://www.herusu-shuppan.co.jp
印刷所　広研印刷株式会社

ISBN978-4-89269-970-2